Liselotte und Hans Petersohn

Für eine andere Medizin

Gesund bleiben – Gesund werden

Bewährte Naturheilverfahren

Fischer
Taschenbuch
Verlag

fischer alternativ
Eine Reihe des Fischer Taschenbuch Verlags
1.–15. Tausend: Oktober 1981
16.–22. Tausend: Dezember 1982
Originalausgabe

Umschlagentwurf: Peter Hajnoczky, Zürich

Fischer Taschenbuch Verlag GmbH, Frankfurt am Main

Satz: Fotosatz Otto Gutfreund, Darmstadt
Druck und Bindung: Clausen & Bosse, Leck
Printed in Germany
780-ISBN-3-596-24058-1

Inhalt

Einleitung

Lieber Leser,
es mögen mancherlei Gründe sein, die Sie veranlaßt haben, dieses Buch in die Hand zu nehmen.

Vielleicht haben Sie sich in letzter Zeit einmal Gedanken darüber gemacht, wie unsere heutige Lebenssituation aussieht: Immer mehr Technik, immer mehr Chemie, immer größere Gefährdung durch unsere Umwelt, und die Vor- und Nachteile dieser Entwicklung, auch auf dem Gebiet der Medizin, haben Sie betroffen gemacht.

Vielleicht aber auch sind Sie von einer ernsten Krankheit genesen, haben den unschätzbaren Wert des Gesundseins erfahren und suchen nun nach Wegen, gesund zu bleiben.

Oder: Ein Freund leidet an einer schweren chronischen Erkrankung, leidet auch an den vielen eingreifenden Belastungen und Nebenwirkungen der Behandlungen, denen er unterzogen wird, an der unpersönlichen Atmosphäre im Krankenhaus, und Sie fragen sich: Kann hier nicht etwas anders werden?

Schließlich könnte es sein, daß Sie selbst den Heilberuf erwählt haben und Sie sind unzufrieden mit dem Übermaß an apparativem Aufwand und dem detaillierten Einzelwissen, die Ihnen keine Zeit mehr lassen für das Eigentliche, für das Wesentliche, das menschlich und ethisch Befriedigende dieses Berufes.

Solche Gedanken, von welchem Standort aus auch immer betrachtet, werfen die Frage auf: Was muß geschehen, damit *»eine andere Medizin«* sich entwickeln kann, die uns den Weg weist zu einem natürlichen Leben, zu mehr Menschlichkeit und persönlicher Zuwendung, in der sich die Fortschritte der Wissenschaft mit den bewährten Verfahren der Naturheilkunde verbinden, in der die Besinnung auf den Mittelpunkt aller Bemühungen, das leiblich-seelische Wesen »Mensch«, wieder ganz im Vordergrund steht?

Fast dreißig Jahre Erfahrung in der eigenen biologischen Praxis möchten wir einbringen in den Versuch, diese Fragen zu beantworten, Ihnen die Möglichkeiten und Grenzen der naturgemäßen Lebens- und Heilweise aufzuzeigen, die zu einer Änderung, einer Erweiterung unserer Medizin entscheidend beitragen können.

Wir haben diesen Band in vier Abschnitte aufgeteilt: Im ersten Teil finden Sie unsere Grundgedanken zum Thema mit all seinen verschiedenen Seiten, wobei wir uns um eine sachliche Darstellung bemüht haben.

Im zweiten Teil möchten wir Ihnen Anregungen vermitteln für eine naturgemäße Lebensführung, um gesund zu bleiben. *»Da der Zeit wie der Wertschätzung nach die Gesundheit vor der Krankheit kommt, müssen wir auch zuerst darauf schauen, wie man sie bewahren kann, und erst in zweiter Linie, wie man die Krankheit am besten ausheilen kann.«* (Galen 129–199 n. Chr.[1]) Das Anliegen einer biologischen Medizin ist seit jeher die Gesunderhaltung, das Vorbeugen, Vorsorgen, das sich durch die Reihenfolge der Thematik auch in diesem Buch widerspiegeln soll. Im Sinne der *Weltgesundheitsorganisation* (WHO) muß unser Ziel eine *»Medizin der Gesundheit«* sein anstelle einer *»Medizin der Krankheit«*.

Der dritte Teil des Buches ist der Besprechung der verschiedenen Krankheitsgruppen gewidmet, bei denen eine naturgemäße Heilbehandlung angezeigt ist, um gesund zu bleiben.

Im vierten Teil schließlich finden Sie bewährte Verfahren in Kurzform von A bis Z abgehandelt, um jeweils nachschlagen zu können, wenn eine kurze allgemeine Orientierung und Information zu einem diagnostischen oder therapeutischen Thema gesucht wird. Da sich hier mancherlei Überschneidungen ergeben, kann das anschließende Sachregister zur weiteren Erleichterung dienen.

Natürlich ist es ein ganz aus unserer persönlichen Erfahrung und Überzeugung entstandenes Buch. Bei der Fülle des Stoffes konnten in diesem Rahmen nur Schwerpunkte gesetzt werden ohne jeglichen Anspruch auf Vollständigkeit.

Mögen Sie Anregung gewinnen zu weiterer Beschäftigung mit der Materie, möge das Buch Anstoß sein zu Veränderungen in Ihrem eigenen Leben, aber auch Beitrag auf dem Weg zu einer anderen Medizin, zu ausgewogener Balance zwischen Technik und Natur, zu einem harmonischen Leben in unserer Welt.

Liselotte Petersohn

Einführung

Es erscheint angebracht, eingangs einige Begriffe zu erläutern, die der Gegenüberstellung zweier Richtungen in der Medizin in diesem Buche dienen. So eindeutig die Terminologie zunächst erscheint, so kann sie je nach Blickrichtung doch unterschiedlich interpretiert werden. Beispiel: die »Biologische Medizin«. Wissenschaftlich ist sie die Medizin vom Leben. In unserer Schrift benutzen wir sie als Überbegriff für eine natürliche Heilkunde.

Das Wort »Schulmedizin« kann, korrekt definiert, auch nicht als Gegenpol den Naturheilverfahren gegenübergestellt werden. Die Vertreter der biologischen Medizin i.o.S. sind als Ärzte ebenfalls Absolventen der Hochschule. Der Gebrauch dieses Titels ist jedoch üblich, wenn auch unglücklich, und kann auch hier nicht immer vermieden werden. Er bedeutet dann aber keine Qualifikation, sondern nur eine Standortbestimmung. Für ihn stehen auch die Begriffe Lehrmedizin, klinische Medizin, naturwissenschaftliche Medizin, orthodoxe Medizin.

Statt von biologischer Medizin wird auch gesprochen von Naturheilverfahren, Ganzheitsmedizin, Erfahrungsheilkunde, außerschulischen Methoden, unorthodoxen Verfahren.

Mit keiner dieser Bezeichnungen ist eine Wertung verbunden. Sie müssen jedoch aufgeführt und erläutert werden, weil sie bei Laien und Vertretern der einzelnen Richtungen im Gebrauch sind.

Sinn dieses Bandes soll es *nicht* sein, die Unterschiede und Gegensätzlichkeiten beider Seiten herauszustellen, um auf ihre Unvereinbarkeit hinzuweisen, sondern unsere Bemühungen für eine andere Medizin gehen dahin, neben den Gemeinsamkeiten die Möglichkeit einer gegenseitigen Ergänzung aufzuzeigen.

Der Grundtenor des Inhaltes wird verständlicherweise der sein, das Anliegen der Naturheilverfahren zu einer Medizin der Gesundheit auf dem Boden der einfachen natürlichen Maßnahmen in den Vordergrund zu stellen.

Es ist nicht eine fruchtlose Polemik beabsichtigt, vielmehr soll das Aufeinanderzukommen beider Seiten erleichtert werden. Wir möchten

Anregung und Anleitung geben, die außerschulischen Methoden kennenzulernen, kritisch zu betrachten und zu verstehen.

Das Buch will dem Arzt und Patienten die Möglichkeit bieten, sich selbst mit den Grundlagen der Erfahrungsheilkunde auseinanderzusetzen und ihre Methoden in aktiver Mithilfe zu einer besseren Gesundheitssituation einzusetzen.

Möge unsere Arbeit ein Beitrag sein zur Überwindung der Krise in unserer heutigen Medizin, so daß die trennenden Begriffe »Schulmedizin« und »Außenseiter der Medizin« abgebaut werden können.

Hans Petersohn

1. Für eine andere Medizin

Die Waage ist nicht mehr im Gleichgewicht

Eine Waage im Gleichgewicht möge einmal als Symbol dienen für eine Medizin der Ausgewogenheit, der Synthese der vielgestaltigen Bemühungen um Gesundheit und Heilung von Krankheiten.

Auf der einen Seite denken wir uns die wissenschaftliche Medizin, wie sie auf der Hochschule gelehrt wird, auf der anderen Seite die Naturheilverfahren als praktisches Erfahrungsgut.

Bei akuten dramatischen Erkrankungen, die ein sofortiges Eingreifen erfordern, wird die Waage im allgemeinen zur Seite der Hochschulmedizin ausschlagen: Eine Blinddarmentzündung, ein durchgebrochenes Magengeschwür oder eine Darmverschlingung sind ebenso wie eine Unfallverletzung oder eine schwere Infektionskrankheit durch Operation oder stark wirksame Medikamente zu behandeln.

Läßt jedoch die Diagnostik erkennen, daß mehr funktionelle, oft auch chronische Störungen, Disharmonien im Lebensrhythmus des Erkrankten vorliegen, kann das Schwergewicht sich zugunsten der biologischen Medizin verlagern.

Dies ist natürlich nicht grundsätzlich gemeint, und das Bild ist sehr vereinfacht. Gerade in der Medizin gibt es fast nie ein *Entweder–Oder,* selten gibt es nur eine Entscheidungsmöglichkeit, oft wird *sowohl* die eine *als auch* die andere Behandlungsmaßnahme möglich oder sinnvoll sein.

> Die Diagnose gehört immer an den Anfang.
> Ohne Diagnose keine Therapie.

Dies möchten wir ganz besonders herausstellen. Auf die Diagnose kann in keinem Falle verzichtet werden, sie kann nicht exakt und korrekt genug sein. Sie umfaßt die Vorgeschichte der Erkrankung und die gegenwärtigen Befunde.

Die moderne Medizin hat hier in den letzten Jahren erstaunliche

Fortschritte gemacht. Die Elektronik- und Computertechnik, die Ultraschall- und Isotopenforschung, auch die Einbeziehung dieser Verfahren in die Labordiagnostik haben neue Dimensionen erschlossen. Die Betrachtung innerer Organe durch das Endoskop, z.B. Blase, Bronchien, Magen, Darm, Bauchhöhle, Leber usw., gehört schon zum üblichen Rüstzeug der Klinik. Auch in die Gelenke kann man hineinschauen, das Gesehene läßt sich fotografieren, entnommene Proben im Mikroskop betrachten. Zu einer vollständigen Diagnose gehört aber auch ebenso das ärztliche Gespräch, der ärztliche Blick und die körperliche Befunderhebung durch den Arzt selbst.

Hier nun, noch im Vorfeld der Behandlung, empfindet der Patient bereits oft ein Unbehagen, er hat das Gefühl, daß der Einsatz der vielfältigen modernen Möglichkeiten um jeden Preis nicht notwendig ist. In vielen Fällen wird dies zutreffen. Sicher ist auch, daß das persönliche Gespräch, das Einfühlen des Arztes in die Nöte und Probleme des Patienten zu kurz kommen. Dies ist nur selten eine Frage der Zeit, eher ein Beherrschtsein von der Magie der Technik.

Hinzu kommt, daß häufig die verschiedenen Untersuchungstechniken an den Anfang gestellt werden und das ärztliche Gespräch erst an zweiter Stelle steht. So mangelt es dieser ersten einfühlenden Kontaktaufnahme zwischen Arzt und Patient oft an Menschlichkeit und Tiefgang, sie ist vorwiegend technikbezogen und lediglich informativ.

Die erste Begegnung zwischen dem Kranken und dem Arzt hat die Aufgabe, Hemmungen abzubauen und ein Vertrauensverhältnis zu schaffen. Der Patient soll informiert werden über das, was auf ihn zukommt, ängstliche Spannung ihm genommen, wichtige Daten zur Diagnose gewonnen werden.

Was hat hier die biologische Medizin zu bieten? An erster Stelle ist die *Erfahrung des Arztes* zu nennen, der sein Wissen um die diagnostischen Hilfen der naturgemäßen Heilweisen erweitert hat, der mit kompetenter Kritik die Wertigkeit der verschiedenen diagnostischen Verfahren einzuschätzen weiß. Je nach Neigung und Möglichkeit wird er die Elektroakupunktur-, Elektroneural-, die chinesische Diagnostik, die Thermoregulationsdiagnostik, um nur einige zu nennen, anwenden, die alle mit einer intensiven persönlichen Zuwendung verbunden sind.

In Umfang und Ausmaß, auch und gerade in finanzieller Hinsicht, sind diese Methoden zwar Leichtgewichte. Sie wiegen jedoch schwer im Bemühen um Ausgleich gegenüber den Verfahren der oft als unpersönlich erscheinenden wissenschaftlichen Medizin. Dies soll, und das möchten wir besonders betonen, keine Abwertung der Möglichkeiten der Schulmedizin bedeuten. Es soll lediglich der Überbewertung ihrer Verfahren entgegengetreten werden. Der lebendige Mensch mit seinen biologischen und psychischen Funktionen muß wieder mehr in seiner

Ganzheit gesehen und nicht allein durch analytische Methoden erfaßt werden.

Vor diesem Hintergrund wird auch die Auswahl der notwendigen diagnostischen Maßnahmen zu treffen sein. Immer sollte nach dem »menschlichen Wert« der diagnostischen Maßnahme gefragt werden, d.h. ob sie von zwingender Bedeutung ist für die daraus abzuleitende Therapie.

Vor jeder Therapie steht also die Diagnostik, aber bereits die Art ihres Einsatzes ist im Bemühen um eine Balance zwischen den verschiedenen Systemen von Gewicht.

Die eine Seite: Schulmedizin

Der Begriff ist, wie einführend dargelegt, lediglich eine Art Standortbestimmung. Die Schulmedizin bietet das Basiswissen aller Heilverfahren. Dabei sind nach amerikanischen Angaben *(Handler*[2]*)* circa 80 % unserer jetzigen medizinischen wissenschaftlichen Erkenntnisse erst in den letzten dreißig bis vierzig Jahren erworben worden. Daß hierdurch die empirisch gefundene Erfahrungsheilkunde zurückgedrängt wurde, ist verständlich. Diese Entwicklung und die naturwissenschaftliche Erweiterung des therapeutischen und diagnostischen Wissens hat nach Zugeständnis von seiten der Hochschule zu einer Erschwerung der Verständigungsmöglichkeiten zwischen Arzt und Patient, aber auch von Arzt zu Arzt, geführt. Zunehmend führt dies zu Mißverständnissen und Abwehrhaltungen *(Kanzow*[3]*)*.

Es hat aber auch ein grundsätzlicher Wandel in der Denkweise dahin geführt, daß gegenwärtig die Auseinandersetzung über die Lehrmeinungen sozial, politisch und medizinisch zunehmend engagierter geworden ist. Die Polemik spannt sich zwischen begeisterter Befürwortung und radikaler Ablehnung, ja bis zum Ruf nach dem Kadi! Dabei fällt auf, daß die Kritik und Ablehnung der Naturheilverfahren vorwiegend von Autoren stammt, die mit der unmittelbaren ärztlichen Tätigkeit nichts zu tun haben und niemals Patienten selbst behandeln, nämlich von Juristen und Gerichtsmedizinern. Die Verurteilung erfolgt unter dem Aspekt, daß die in der Schulmedizin nicht oder noch nicht üblichen Heilverfahren mit Kurpfuscherei, Parapsychologie, Quacksalberei, Okkultismus u.ä. gleichzusetzen seien. Es wird hier zwischen den bewährten Methoden der sogenannten Außenseiter und nicht verantwortbarer Pfuscherei kein Unterschied gemacht.

Scharlatanerie und Kurpfuscherei sind nicht auf die Naturheilverfahren beschränkt. Sie mit den sog. Außenseiterverfahren gleichzusetzen, macht ein sachlich-kritisches Gespräch unmöglich. Dramatisierte Schäden, die den Naturheilverfahren zur Last gelegt werden, beruhen praktisch nie auf der Methode, sondern meist auf Nichtbeachtung allgemeingültiger Verhaltensregeln, auf unterlassenen Sorgfaltspflichten. Beispiel: Erkrankung an Hepatitis nach Akupunktur durch mangelhafte Sterilisation der Nadeln. Auch das Stechen gefährlicher Punkte kann nicht der Methode angelastet werden, sondern ist ein ärztlicher Kunstfehler.

Allerdings haben die völlig voneinander abweichenden, ja oft gegensätzlichen Auffassungen auf dem Gebiet der Akupunktur mit den verschiedensten Methoden und Techniken gerade hier dazu geführt, daß eine objektive Beurteilung kaum mehr möglich erscheint.

Es soll aber auch einmal auf die historische Tatsache hingewiesen werden, daß ein Wandel der Anschauungen und Erfahrungen ursprüngliche Außenseitermethoden zur Aufnahme in die Lehrmedizin geführt hat. Erinnert sei an die Chirotherapie, an mehreren Universitäten jetzt Lehrfach, die als außerschulisches Erfahrungsgut gewachsen ist. Auch die Kneipptherapie, ein zunächst rein empirisch angewandtes Naturheilverfahren, ist nach Erkenntnis ihrer physiologischen und biochemischen Wirksamkeit in die therapeutischen Empfehlungen vieler Kliniken aufgenommen worden und steht heute besonders in der aktiven Gesundheitsvorsorge an erster Stelle.

So ist es durchaus denkbar, daß auch andere Therapieformen, die heute noch als Außenseitermethoden gelten, nach späteren wissenschaftlichen Erkenntnissen zum Rüstzeug der akademischen Medizin gehören werden.

Auf diese wissenschaftliche Anerkennung aber können und werden die Ärzte für Naturheilverfahren nicht warten, wenn es sich um jahrzehnte-, ja jahrhundertelang bewährte Methoden handelt.

Wie also ehemalige Outsider zu Insidern wurden, so gab es in der Medizingeschichte auch den umgekehrten Weg *(Schadewaldt*[4]*)*. Manche früher in der Medizin üblichen Heilweisen sind heute zu krassen unorthodoxen Mitteln geworden. Als Beispiel für andere seien genannt: die »ausleitenden Heilverfahren« (Aderlaß, Blutegel, Schröpfen, Baunscheidtismus), die Einbeziehung kosmischer Einflüsse (Astromedizin), der tierische Magnetismus nach Mesmer u. a.

In anderen Kulturkreisen konventionelle Methoden gelten in unseren Bereichen als unkonventionell. Gemeint sind hier z. B. die asiatischen Heilsysteme wie tibetische Heilkunde, Ayurveda und chinesische Medizin.

Wir sehen also, daß eine starre Abgrenzung beider Richtungen nicht möglich ist und auch nicht erzwungen werden sollte. Überschneidungen und die vielschichtigen Inhalte der einzelnen Verfahren lassen eine eindeutige Klassifizierung nicht zu. Der Arzt, welcher Richtung auch immer, der seine Kranken nur nach »gesicherten Erkenntnissen der medizinischen Wissenschaft und standardisierten Methoden« behandeln will, wird sehr schnell an den Grenzen seiner Hilfsmöglichkeit angelangt sein. Das unfaßbar Irrationale des Lebendigen ist mit den Methoden reiner Naturwissenschaft nicht zu erfassen. Auch hat sich die Medizin von einer philosophisch orientierten Geisteswissenschaft zu einer naturwissenschaftlichen Heiltechnik entwickelt. Nach *Martini* »ist die wissenschaftliche Erkenntnis von heute der Irrtum von morgen«.

Wenn eine klare Definition des Begriffes »Schulmedizin« auch nicht möglich erscheint, so sollen doch einmal die Schwerpunkte, die dieser Richtung zugrunde liegen, herausgestellt werden. Es handelt sich um eine Naturwissenschaft, die das (biologische) Leben zu erfassen versucht. Ein immer detaillierteres Wissen um die Bausteine des menschlichen Organismus und seiner biochemischen Funktionen führte zu einem analytischen Denken in Krankheits- und Befundbegriffen. Daraus entwickelten sich die Möglichkeiten der Behandlung von Krankheiten, deren Diagnose immer spezifischer wurde. Die Diagnostik wurde zum Schwerpunkt der medizinischen Wissenschaft. Hierzu bot die Technik immer komplizierter werdende Apparate mit immer größer werdenden Analysemöglichkeiten an.

Die Fortschritte in der Grundlagenforschung, in der – um nur einige Beispiele aus der neueren Zeit zu nennen – Immundiagnostik, bei der Auffindung biologisch-aktiver Substanzen in der Neurobiologie, der Überträgerstoffe bei Nervenreizung (Neurotransmitter) haben die Erkenntnisse vieler Krankheitsursachen und Therapiemöglichkeiten gefördert. Chemisch-analytisch wurde neues Wissen über die Strukturen der Eiweißmoleküle erworben. Die Genforschung deckte wesentliche Grundlagen der Übertragung der Erbfaktoren auf. Die Chirurgie und Unfallmedizin konnten weiter vervollkommnet werden, man denke nur an die Organtransplantationen und die Wiederbelebungstechniken. Die Pharmaindustrie bietet ständig neue chemische Arzneien an.

Die Forschung und Spezialisierung, die Aufgliederung und wissenschaftliche Durchleuchtung des biologischen Wesens Mensch haben diesen zum Objekt gemacht. Die gewonnenen Erkenntnisse können aber die Grundzüge des Lebendigen nicht erfassen. Das Subjekt Mensch ist als Ganzheit von Körper und Seele analytisch nicht zu begreifen. Die Übersicht über die Einheit des Ganzen geht verloren.

Eine »optimierte Medizin« hat zu einem teilweise übersteigerten diagnostischen Aufwand, die Beseitigung krankhafter Befunde oft zu heroischen therapeutischen Wegen geführt. Ein Übergewicht dieser Verfahren hat im Gefolge eine Wertverlagerung fort vom Menschen, hin zur Technik. Die menschliche Seite der Medizin kommt zu kurz. Man spricht von Entpersönlichung und Anonymität im Medizinbetrieb.

Die wissenschaftliche Zersplitterung in Einzelbereiche und die Rationalisierungsbestrebungen im Medizinsektor führten zu einem »Medizin-Gigantismus«. Seine Extremform findet er in den Bettenburgen der schon äußerlich beängstigenden und erdrückenden Großkliniken (Berlin, Aachen, München, Wien), die lediglich nach den Gesichtspunkten »funktionsgerecht«, »bedarfsgerecht« gebaut zu sein scheinen *(Dorner[5])*.

Forschung und Technik der humanmedizinischen Wissenschaft benötigen immer größere Geldsummen. Aber auch die Ansprüche der Gesellschaft in unserem »Zeitalter der Bedürfnisse« *(Blohmke[6])* führen zu immer umfangreicheren Hilfs-, Heil- und Pflegemaßnahmen. Damit verbunden ist eine nicht mehr tragbare Kostensteigerung.

Die Grenze des biomedizinisch Vertretbaren scheint erreicht, teilweise überschritten, wenn man an die Befruchtung des menschlichen Eies in der Retorte, die »künstliche Befruchtung« und die Gentechnologie denkt.

Ein Strukturwandel im Gesundheitswesen ist aber auch durch die Zunahme bestimmter Krankheitsformen erfolgt. Die Degenerations- und rheumatischen Erkrankungen, Herz-, Kreislauf-, Atmungs- und psychischen Störungen sind neben Alters- und Krebserkrankungen in den Vordergrund getreten. Ihre Behandlung erfordert einen erheblich gesteigerten Kostenaufwand. Inwieweit dies die Folge eines einseitigen therapeutischen Konzepts oder der Symptomtherapie durch chemische Arzneien ist, müßte erforscht werden.

Viele dieser die Schulmedizin betreffenden Probleme sind Hintergrund für die *»Trendwende«* in der Medizin, über die heute so viel gesprochen wird. Auf die Notwendigkeit eines Strukturwandels in der medizinischen Wissenschaft, die wieder in erster Linie auf den Patienten zentriert werden muß, richtet sich die Kritik an der Medizin. Dem Kranken und nicht der Krankheit gebührt die Priorität. Das heute medizinisch Machbare darf nicht über Leben und Tod entscheiden.

Diese grundsätzlichen Probleme sind an sich kein Grund für eine Vorrangigkeit der Naturheilverfahren. Bedeutung und Qualität der orthodoxen Medizin sind hiervon nicht betroffen.

Die Wertigkeit der Schwerpunkte, die Neuorientierung auf die ärztlichen Grundforderungen sind Gegenstand der Überlegungen, welche Möglichkeiten zu einer Änderung des Ungleichgewichtes führen können.

Die andere Seite: Biologische Medizin

Was veranlaßt uns nun, der klinischen Medizin eine biologische Medizin gegenüberzustellen? Ist ein Gleichgewicht zwischen den beiden Richtungen überhaupt erstrebenswert oder berechtigt?

Die Berechtigung ergibt sich einmal aus den skizzierten Problemen der Schulmedizin, dann aber auch aus den Erfahrungen der ärztlichen Arbeit in der Praxis.

Ein Wandel der Denkweise in der Heilkunde und die Fortschritte in Technik und Forschung führten zu einer Schwerpunktverlagerung mit Überbewertung der wissenschaftlich analytischen Medizin. Dabei hat ein erhöhtes Angebot an Gesundheitsdiensten nicht zu einer adäquaten Besserung des Gesundheitszustandes der Bevölkerung geführt. Auch aus dieser Bilanz leitet sich die Berechtigung zum Angebot einer »anderen Medizin« ab.

Nun aber birgt eine Gegenüberstellung – wieder im Symbolbild der Waage – die Gefahr einer *Abgrenzung* der biologischen gegenüber der klassischen Medizin in sich. Wie aus dem bisher Gesagten hervorgeht, ist eine strenge Trennung beider Richtungen aber nicht möglich und nicht gewollt durch die vielen Überschneidungen, Berührungspunkte, gemeinsame wissenschaftliche Grundlagen und vor allem für beide gültigen diagnostischen Methoden. Und so sollen auch nur die wesentlichen *grundsätzlichen Gegensätze* in dem Bemühen um ein Gleichgewicht zwischen den beiden Denkrichtungen erörtert werden.

Ein entscheidender Unterschied – und dies allein berechtigt schon zur Gegenüberstellung – ist die verschiedenartige Denkweise beider Richtungen. Das biologische lebendige Geschehen läßt sich naturwissenschaftlich nicht analysieren, die Naturheilverfahren nach kausal-erklärten Diagnosen nicht anwenden. Sie wirken über die Aktivierung natürlicher Abwehrkräfte und sind nicht auf die Beseitigung von Symptomen ausgerichtet. Die Anregung der körpereigenen Abwehr, der Heilreaktion, ist die Grundlage der biologischen Medizin.

Dieses Konzept der Naturheilverfahren trennt sie von der Schulmedizin. Auf einem andersartigen biologischen Verständnis basieren die praktisch erprobten Heilweisen.

Wie dieses *»andere Denken«* aussehen kann, wird in dem *»Fall Jürgen«* geschildert. Die Erkenntnis dieser Grundeinstellung ist entscheidende Voraussetzung für das Verständnis aller Naturheilverfahren.

Bei den naturgemäßen Heilweisen steht eine natürliche, am Patienten orientierte Medizin im Vordergrund, bei der der Mensch in Beziehung zu seiner Umwelt gesehen wird. Krankheit ist Reaktion des Körpers auf einen wie auch immer gearteten Reiz. So kann eine Erkrankung einen Sinn bekommen. Diesen erkennen heißt, daß jeder Kranke seine eigene

Krankheit persönlich erlebt oder erleidet. Eine Sinnerkenntnis wird ihm dabei Hilfe zur Gesundung sein. Verzweiflung wird ihn erfüllen, wenn er den Sinn des Leidens nicht mehr sehen und der Arzt ihm diesen nicht mehr vermitteln kann. Aus diesem Erkennen kann sich eine positive Einstellung zur Krankheit und den angebotenen Heilverfahren entwikkeln. Der Patient wird in die Mitverantwortung genommen, ihm werden Möglichkeiten angeboten, denen die Reaktion des Körpers zur Heilung durch die weitgehend ungefährlichen Mittel der Naturheilverfahren zugrunde liegen. In einer Partnerschaft zwischen Patient und Arzt wird der Hilfesuchende in das Behandlungsprogramm einbezogen. Der Kranke erwartet Erläuterungen der ärztlichen Anordnung, Erklärung des ärztlichen Tuns. Ein Rezept für eine Arznei gegen seine Krankheit ist nicht seine einzige Erwartung. Sein Verständnis und seine Motivation führen zur Zusammenarbeit mit dem Arzt.

Diesen Gedankengängen liegt ein anderer Krankheitsbegriff zugrunde. Er basiert auf einer Einheit der Erscheinungsformen von Krankheit oder Gesundheit. Er führt fort vom zergliedernden Ursachendenken. Krankheit wird als Ganzheitsreaktion des Körpers mit lokaler Manifestation gesehen.

Also: »Naturgemäß« heißt nicht: keine Schulmedizin, »Naturheilverfahren« heißt nicht: Wissenschaftsfeindlichkeit. Aus den Gegensätzen ergibt sich die Möglichkeit eines Nebeneinander, aber nicht eines Gegeneinander.

Was verstehen wir nun unter Naturheilverfahren?

Die *Grundlage* aller Naturheilverfahren ist die Betrachtung des Menschen in seiner Ganzheit. Naturheilung ist zielgerichtete Selbststeuerung des Organismus.

Die *Methoden* gehen vom Grundsatz der Einfachheit aus. Sie nützen die natürlichen Lebensreize Wärme, Kälte, Ruhe, Bewegung, Licht, Luft, Nahrung, Atmung sowie Sonne und Wasser. Ähnlich wirken pflanzliche, mineralische und tierische Arzneien sowie elektrische Ströme und mechanische Reize im biologischen Bereich.

Die *Wirkung:* Natürliche Reize beeinflussen die Gesundheit des Menschen. Im Krankheitsfall sind sie Hilfen zur Heilung, wobei die Reaktion als Reizbeantwortung den Heileffekt darstellt.

Gesundheit könnte man somit definieren als ein natürliches Gleichgewicht zwischen Reiz und Reizbeantwortung, als eine harmonische Beziehung zwischen Mensch und Natur, zwischen Mensch und Umwelt.

> *Gesundheit* bedeutet also Gleichgewicht
> *Krankheit* ist Störung des Gleichgewichts
> *Heilung* heißt Wiederherstellung des Gleichgewichts

Diese biologische Auffassung werden wir auch wiederfinden in der traditionellen chinesischen Medizin. Ihre funktionell-synthetische Betrachtungsweise rückt sie ganz in die Nähe der Naturheilverfahren, so daß auch diese asiatische Heilweise als Ergänzung für eine andere Medizin herangezogen werden kann.

Was muß sich ändern?

Nach Besprechung der theoretischen Grundlagen der Naturheilverfahren fragen wir uns: Wie sieht eine solche »andere Medizin« aus, wie ist sie zu verwirklichen?

Beginnen wir mit dem *Studium* der Medizin. Auf die großen Probleme der Auswahl der Studenten für die begrenzten Studienplatzangebote kann hier nicht eingegangen werden. Prof. *Seidler*[7] macht sich Gedanken:

»Bilden wir die richtigen Ärzte aus,
bilden wir die Richtigen zu Ärzten aus,
bilden wir richtig aus und
sind wir die Richtigen, die Ärzte auszubilden?«

Aus der Sicht des biologischen Arztes kommt die Erfahrungsheilkunde neben dem naturwissenschaftlich-theoretischen Wissen im Studium zu kurz. Hierüber äußerte sich Frau Dr. Carstens in einem beeindruckenden und begeistert aufgenommenen Vortrag »Gedanken und Anregungen zur Ausbildung in den Naturheilverfahren« in Baden-Baden.

Der Maßstab der Wissenschaftlichkeit darf nicht die Voraussetzung der Lehrbarkeit sein. Nach Prof. *Schaefer* ist *»ärztliche Realerfahrung auch Wissenschaft«*.

Die Einbeziehung der biologischen Medizin und ihrer Denkweise kann hier wesentliche Argumente der Unzufriedenheit an der Art des heutigen Medizinstudiums ausräumen. Der Mangel an direkten Bezügen zwischen Sachwissen und Krankheitsverständnis, zwischen Lernbarem und Erlebbarem kann beseitigt werden.

Was erwartet den jungen Medizinstudenten auf der Universität? Die ersten Semester mit dem großen Angebot an naturwissenschaftlichem Grundwissen erfordern zunächst ein Durchhaltevermögen mit Blick auf die klinische Ausbildung zum Arzt. Der menschlich-emotional Begabte tut sich hier schwerer als der sog. Faktenlerner. Die theoretischen Prüfungsverfahren auf dem Papier kommen letzteren sicher entgegen. Die weitere Fortbildung in den späteren Semestern führt dann zu Fähigkeiten und Kenntnissen in den immer umfangreicher werdenden

Medizintechniken und klinischen Behandlungsmöglichkeiten. Mit einem soliden theoretischen Fundament beendet er sein Studium.

Völlig unzureichend sind dabei die Kenntnisse auf dem Gebiet der Physiotherapie. Es werden an den Universitäten im allgemeinen keine Kurse angeboten für Massagetechniken, es fehlen Informationen über die Wirkungsweise der Krankengymnastik, wann in welchem Stadium z.B. der Infarktpatient mit welchen Übungen belastet werden kann, welche Wirkungen ein Saunabad hat, wie ein Darmbad durchgeführt wird usw. Das führt dazu, daß der junge Arzt diese Anwendungen gar nicht verordnen kann, daß die Krankengymnastin mit ihrem umfangreichen Rüstzeug sich allein gelassen fühlt. So werden die wirksamen physikalisch-therapeutischen Anwendungen häufig gar nicht eingesetzt, auch wenn hochmoderne Einrichtungen dafür in manchem Krankenhaus vorhanden sind.

Der in die Wissenschaft und Forschung Strebende findet ein großes Betätigungsfeld. Die Ausbildung in den einzelnen Fachdisziplinen führt in immer mehr spezialisierte Teilgebiete. Für die tägliche ärztliche Arbeit aber fehlt es an praktischen Kenntnissen. Eine ganzheitliche Betrachtungsweise müßte während der ganzen Studienzeit mehr berücksichtigt werden, die Verbindung zwischen Theorie und Praxis sollte man bereits während des Studiums ermöglichen und nicht erst den Berufsanfängern überlassen.

Hat man den jungen Arzt vorbereitet auf ein menschlich-ärztliches Gespräch? Hat man ihm an den Grenzen der ärztlichen Kunst einen Weg gewiesen, auf dem er mit seinem kranken Patienten weitergehen kann? Er erlebt die Gründe, warum heute der Ruf nach *»mehr Menschlichkeit im Krankenhaus«* berechtigt ist. Gerade am Krankenbett wird das fehlende Schüler-Lehrer-Verhältnis in der Ausbildungszeit immer deutlicher. Dem jungen Arzt wird bewußt, daß die wissenschaftliche Ausbildung in erster Linie auf die Erkennung und Erklärung krankhafter Phänomene abzielte. Die Erarbeitung der »Entscheidungsgrundlagen für das ärztliche Handeln« *(Feinstein)* wurde ihm nicht oder nur unzureichend ermöglicht. Auch das Verlangen, ethische Fragen wieder mehr in den Mittelpunkt der ärztlichen Ausbildung zu stellen, nimmt zu. Es wäre sogar die Notwendigkeit der Errichtung eines Lehrstuhls für Medizinethik, wie er in *Holland (Maastricht)* besteht, zu erörtern.

Daß diese kritischen Bemerkungen nicht auf unbewiesenen Tatsachen beruhen, läßt sich unter anderem an der steigenden Zahl der jungen Mediziner ablesen, die die Kongresse für Naturheilverfahren besuchen. Sie interessieren sich in erster Linie für die praxisbezogenen Kurse biologischer Heilverfahren. Sie fragen nach Mitarbeit in entsprechend ausgerichteten Praxen. Sie erleben, daß der Einsatz der biologischen Heilverfahren nicht immer in einer »randomisierten, doppelt-blinden, scheinarznei-kontrollierten, multizentrischen klinischen Studie« *(Canner*[8]*)* ihre Berechtigung finden muß. Der junge Arzt sieht, daß unter dem modernen Begriff »compliance« (Arzt-Patienten-Beziehung) nicht nur zu verstehen ist, daß der Patient folgsam die ihm verordnete Arznei einnimmt. Sollte der Begriff der Gemeinsamkeit von Arzt und Patient nicht mehr in der Tiefe zu suchen sein, in der Wertvorstellungen von Verstehen, Zuwendung und Vertrauen ihren Platz haben?

Nach diesen Erfahrungen der jungen Mediziner wird die Forderung nach Integration der Naturheilverfahren in die offizielle Hochschulmedizin immer deutlicher. Sie ergibt sich aus der Erkenntnis, daß die als unwissenschaftlich und angeblich unbewiesen deklarierten Methoden über das schulmedizinische Wissen hinausgehen und nicht paramedizinisch und unqualifiziert sind. Unnötige Schwierigkeiten ergeben sich durch die Verbannung der Erfahrungsheilkunde von den Hochschulen für den jungen Arzt. Einarbeitung in die Denk- und Heilweisen der biologischen Verfahren und ihre praktische Erlernung nach der offiziellen Hochschulzeit machen ein zusätzliches Studium erforderlich. Das *»zweigleisige Denken«* würde hier vieles erleichtern! Wie für das Fach Allgemeinmedizin müßten an den Universitäten Lehrbeauftragte auch für die verschiedenen Fächer der Naturheilkunde tätig sein.

Das Mitspracherecht der Studenten an den Hochschulen kann dieser Forderung Nachdruck verleihen. Erfreulich sind erste Anzeichen: Vereinzelt, z. T. auf Initiative der studentischen Fachschaften, bieten Universitäten Dozenten die Möglichkeit, über Naturheilverfahren zu referieren, Arbeitsgruppen für Homöopathie wurden gebildet, ein Seminar für Naturheilverfahren an einer Universität eingerichtet, es gibt an mehreren Universitäten Lehrstühle für Chirotherapie. Das große Interesse der Studenten, aber auch der Bevölkerung für die Naturheilkunde zwingt dazu, diese Methoden einer sachlichen Betrachtung und Wertung zu unterziehen. Daß dies auch von politischer Seite Beachtung findet, ist ein erfreulicher Aspekt.

Die Bundesregierung unterstützt jetzt die »Überprüfung« der Tauglichkeit eines »Außenseiterverfahrens«, der Thermoregulationsdiagnostik. Wenn auch noch von einem »Mut zum Risiko« gesprochen wird, eine Förderung der sog. Außenseitermethoden wird im jüngsten Krebsbericht ausdrücklich betont, und ein Risiko ist die Erforschung der nicht schulüblichen Verfahren gewiß nicht. Auch handelt es sich hier nicht um ein »Regionalprogramm«. Die mangelhafte Effektivität der Tumorforschung, deren Ergebnisse in keinem Verhältnis zu den aufgewandten Mitteln stehen, hat die amerikanische Regierung veranlaßt, die staatlichen Subventionen für die wissenschaftliche Krebsforschung drastisch kürzen, um die außerschulischen Verfahren in der Forschungsarbeit unterstützen.

Nicht nur unter den Studenten, auch von seiten der *Patienten* werden in zunehmendem Maße Kritik und Unzufriedenheit geäußert. Die moderne Gesellschaftsstruktur mit ihrem Übermaß in allen Dingen führt trotz – oder gerade wegen – des erreichten Wohlstandes den Menschen von heute zu einer anderen Sinnorientierung. Ein Zuwachs an Mündigkeit und Rückgang der Passivität im medizinischen Bereich bauten die kritiklose Hinnahme ärztlicher Anordnungen ab. Ein gesteigertes Informationsbedürfnis führt zu vertiefter gesundheitlicher Aufklärung. Diese übernehmen bis zu 40% die öffentlichen Medien. 25% der Illustrierten enthalten medizinische Artikel vor allem über Krebs- und Kreislaufkrankheiten. Es gibt unter diesen Publikationen, besonders im Fernsehen, durchaus positive, kritische und helfende Informationen. Andererseits erwecken alarmierende Meldungen über ökologische Probleme, Nebenwirkungen von Arzneien, chemische Unfälle und Lebensmittelvergiftungen Angst und Mißtrauen vor den medizinischen Hilfsangeboten.

Auch hier liegt ein Grund, der viele Patienten nach den Möglichkeiten der Naturheilverfahren fragen läßt. Sie fordern Aufklärung über die »andere Seite«. Eine pauschale Ablehnung der biologischen Heilverfahren durch Ärzte, die sich mit diesen Methoden weder befaßt noch mit ihnen Erfahrung gesammelt haben, ist dem Patienten unverständlich. Sein Aufklärungsrecht hat auch zu einer erweiterten Information über die Wirkung verordneter Arzneien geführt. Die Pharmaindustrie ist verpflichtet, auf den Beipackzetteln der Medikamentenpackungen auf alle möglichen Gefahren, Nebenwirkungen und Gegenanzeigen hinzuweisen. Diese notwendige Aufklärung aber führt in vielen Fällen zur Verunsicherung und ängstlichen Selbstbeobachtung. Die vom Arzt verordneten Medikamente werden nur mit Mißtrauen – wenn daraufhin überhaupt – eingenommen. Das »therapeutische Bündnis« zwischen Arzt und Patient wird schwer belastet. Die Frage nach ungefährlichen Arzneien wird immer eindringlicher. Der Patient fordert Mittel, die ungiftig sind und keine Nebenwirkungen haben. Die Formulierung: »Was nicht giftig ist, wirkt auch nicht«, erscheint absurd.

Ein anderes Problem stellt die geforderte Aufklärung über mögliche Komplikationen bei diagnostischen und therapeutischen Eingriffen dar. Haftpflichtversicherungen und das Recht auf Regreßansprüche sollen den Betroffenen zwar sichern, jedoch müssen damit Verunsicherung und Verängstigung in Kauf genommen werden.

Nach *Franski*[9] sind u.a. »die unpersönlichen Verhältnisse in den Kliniken, die größeren Kontrollmöglichkeiten über die ärztlichen Handlungen, die aggressivere Medizin mit risikoreicheren Methoden und reißerische Presseberichte als Grund für die gestiegene Prozeßfreudigkeit bundesdeutscher Patienten anzusehen«. Die angefallenen Gerichtsverfahren haben sich in den letzten Jahren verdreifacht. Tiefere Gründe sind hier auch gestörte Vertrauensverhältnisse zwischen Arzt und Patient. Daß die einseitigen publizistischen Aktivitäten einzelner Juristen und Gerichtsmediziner hier mit verantwortlich sind, steht außer Zweifel.

Von seiten der Patienten wird auch Kritik vorgetragen über die rationalisierte, übertechnisierte und unpersönliche Atmosphäre des Krankenhauses, der er sich hilflos ausgeliefert sieht. Wenn er dann noch als *»Patientengut«* oder *»Fall«* deklariert wird und in wissenschaftlichen Arbeiten u. U. sogar als *»Krankenmaterial«* erscheint, ist seine Unzufriedenheit perfekt.

All dies führt zu einer Umstrukturierung der Einstellung des Patienten zu ärztlichen Maßnahmen. Er fordert mehr Information, mehr persönliches Eingehen auf seine Nöte und Verständnis für seine Probleme. Er erwartet eine weitgehend ungefährliche Arznei und risikoarme Diagnostik und Therapie und diese auch nur im Rahmen des wirklich Notwendigen. Er fragt daher auch nach den Möglichkeiten der Eigeninitiative, nach Anleitung zur Selbsthilfe.* Auch hier fehlt oft die Resonanz, die der Patient von seinem Arzt erwartet.

Auch die Forderungen an den *Arzt* sind zu durchdenken. Seine persönliche Einstellung zur orthodoxen Medizin bzw. den Naturheilverfahren wird sein ärztliches Handeln lenken. Seine wissenschaftliche Ausbildung befähigt ihn dazu, sich kritisch – theoretisch und praktisch – mit allen in Frage kommenden Problemen auseinanderzusetzen. Seine Erfahrungen jedoch erst sollten ihn zu einer berufenen Kritik veranlassen. Ein Fixiertsein auf eine vorgefaßte Meinung stellt sich dem Bemühen um eine Annäherung beider Richtungen entgegen.

Die persönlichen Erfahrungen des Patienten müssen ebenfalls größeres Gewicht bekommen. Auch das ist Erfahrungsheilkunde. Die Beseitigung von Schmerzen, Behinderung und sog. vegetativer Symptome durch Akupunktur, Homöopathie und Phytotherapie als reine Suggestivwirkung abzutun ist Zeichen eines Nicht-wahr-haben-Wollens anderer als der auf der Schule gelernten Methoden. Mit der Suggestionshypothese ist man im naturwissenschaftlichen Denken schnell zur Hand.

Der Arzt in der Praxis steht im Spannungsfeld zwischen der Klinik und seinen Patienten. Sein Handeln und sein Rat werden gefragt auch in den Bereichen zwischen Gesundheit und Krankheit und dann an den Grenzen der Medizin. Ein Wandel der Krankheitsstrukturen hat seinen Kompetenzbereich in den letzten Jahrzehnten wesentlich erweitert. Chronische, therapieresistente und unheilbare Krankheiten haben zuge-

* Siehe: Ilona Kickbusch/Alf Trojan (Hrsg.), »Gemeinsam sind wir stärker – Selbsthilfegruppen und Gesundheit. Selbstdarstellungen – Analysen – Forschungsergebnisse«, fischer alternativ, Bd. 4050, Fischer Taschenbuch Verlag, 1980

nommen. Suchtprobleme, depressive und Selbstmordneigungen sind durch immer größer werdende psychosoziale Belastungen in den Vordergrund getreten *(Siegrist*[10]*)*.

Die vielzitierte Kostenexplosion erschwert die Arbeit des Arztes und schränkt seine therapeutischen Möglichkeiten ein. Negativlisten, d.h. die Zusammenstellung nicht zu empfehlender Arzneien, behindern seine persönliche Entscheidungsfreiheit für Medikamente, die sich aus seiner Erfahrung bewährt haben.

Die Naturheilverfahren sind in der Lage, diese »Mängelliste« bei Patienten und Arzt in vielen Bereichen abzubauen. Die Bilanz in den Kostenstrukturen kann erheblich verbessert werden.

Um hiermit zu beginnen: Die biologischen Arzneimittel sind im Durchschnitt billiger als die übrigen Angebote der Pharmaindustrie. Die Aktivierung der Mitarbeit des Patienten und die Einfachheit der Mittel bei vielen leichteren Krankheiten macht manch ein chemisches, symptomatisch wirkendes Medikament überflüssig.

Wenn man bedenkt, daß der größte Teil der in der täglichen ärztlichen Sprechstunde anfallenden Krankheiten eine allgemeine Grundbehandlung erfordert, können in diesen Fällen die natürlichen Heilverfahren stets eine Basisbehandlung darstellen. Eine Umfrage bei den niedergelassenen Ärzten hat ergeben, daß ca. 70% von ihnen Mittel dieses Therapiebereiches verordnen. Neben der Kosteneinsparung haben sie die Sicherheit, daß bei diesen Mitteln nicht die schädlichen Nebenwirkungen den Heileffekt überwiegen.

Die vom Patienten geforderte Anleitung zur Selbstbehandlung und Einführung in die einfachen Methoden der selbst anzuwendenden Vorsorge- und Hilfsmaßnahmen sind ebenfalls Grundlage einer biologischen Medizin. Die Therapiefreiheit des Arztes hat in diesen Bereichen fern jeder Schematisierung und ohne ausschließliche Arzneirezepturen ein dankbares Wirkungsfeld.

Die ärztliche Hilfe bei den Nöten der *»Außenseiter der Gesellschaft«*, bei Alten, Süchtigen, Behinderten und chronisch bzw. unheilbar Kranken, kann sich auf die vielen Möglichkeiten, die die Naturheilverfahren anbieten, beziehen.

Die Erkenntnis, daß fast die Hälfte aller Erkrankungen mit in seelischen Unstimmigkeiten begründet ist, in Mangel an Selbstvertrauen, an Liebe und Freude, sollte auch hier an die Hilfe der biologischen Heilweisen denken lassen. Die Krankheitsbewältigung muß – und hier ist der Arzt als Vermittler aufgerufen – in erster Linie vom Patienten und seiner Umwelt ermöglicht werden.

Ein großes Hilfsangebot sind die Naturheilverfahren auch für die Völker der dritten Welt. Die Kosten einer modernen hochtechnisierten Medizin- und Pharmaindustrie können dort nicht aufgebracht werden.

Hier werden sich die Möglichkeiten der biologischen Heilverfahren, nicht als Ersatz im Sinne einer Billigmedizin, vielmehr als einfache wirkungsvolle, preisgünstige und meist auch der Mentalität der Menschen eher entsprechende Hilfe bewähren. Aus diesen Erkenntnissen heraus hat auch die WHO ihre Empfehlungen zu vermehrtem Einsatz dieser Mittel gegeben.

Nach dem bisher Vorgetragenen sollen die Forderungen, die man an die Lehrmedizin auf der einen und die Vertreter der Naturheilverfahren auf der anderen Seite stellen muß, nun noch einmal zusammengefaßt werden.

Von der wissenschaftlichen *Hochschulmedizin* sollte gefordert werden:

Die Erweiterung der analytischen wissenschaftlichen Medizin durch ein übergreifendes synthetisches Denken zu einer Ganzheitsmedizin.

Neben den komplizierten und perfektionierten diagnostischen und therapeutischen Verfahren zur Behandlung von Krankheitssymptomen müssen die Erscheinungsformen des körperlichen und seelischen Befindens mehr beachtet werden.

Das Übergewicht der Grundlagenforschung gegenüber der angewandten Forschung muß abgebaut werden.

Die Arzneimitteltherapie sollte in erster Linie aus weitgehend nebenwirkungsfreien Mitteln bestehen und erst in zweiter Linie auf die unumgänglich notwendigen chemischen Mittel zurückgreifen. Dabei müßten die Zehntausende Arzneimittelspezialitäten, die in ihrer Zusammensetzung oft identisch sind, auf ein sinnvolles Maß beschränkt werden. Die Nebenwirkungen dürfen nicht als unumgänglich in Kauf genommen werden.

In der medizinischen Ausbildung muß das Fach »Therapie« gegenüber Diagnostik und Theorie mehr in den Vordergrund treten. Ein Prüfungsfach »Therapie«, wie auch in der Tiermedizin, sollte eingeführt werden. Hier müßten dann auch die bewährten Methoden der Naturheilkunde Berücksichtigung finden.

In der aktuellen Forderung nach einer wirtschaftlichen Diagnostik und Therapie müssen die Möglichkeiten der praktischen Erfahrungsheilkunde mehr beachtet werden.

Den Vertretern der *Naturheilverfahren* wäre Folgendes zu sagen:

Bei einzelnen Methoden der Naturheilverfahren ist eine intensivere wissenschaftliche Erforschung und Dokumentation zu wünschen.

Jeglicher Fanatismus und isolierte Einseitigkeit sind den Grundgedanken der biologischen Medizin nicht wesensgemäß.
Eigene Theorien des einen oder anderen Verfahrens beinhalten die Gefahr einer Eigenständigkeit und damit Isolation von den gemeinsamen Grundlagen der Naturheilverfahren.

Beiden Richtungen möchte man wünschen:

Kein Ausschließlichkeitsanspruch der einen wie der anderen Seite.
Die Gesundheitsvorsorge muß mehr in den Vordergrund gerückt werden.
Aufgeschlossenheit für eine Kombination beider Seiten. Dabei keine Distanzierung von unbekannten Verfahren, sondern Beurteilung erst nach unvoreingenommener Erforschung und eigener Erfahrung.
Aufhebung der Trennung zwischen Außenseiter- und Schulmedizin, Streben nach einer Ganzheitsmedizin, in der die verschiedenen Methoden beider Richtungen nach kritischer Prüfung ihren Platz haben.

Prof. *Born* [11]: »Ist doch der Glaube an eine einzige Wahrheit und deren Besitzer zu sein die tiefste Wurzel allen Übels.«

Nach den bisherigen theoretischen Betrachtungen soll nun an einem Beispiel aus der Praxis geschildert werden, wie nach den Vorstellungen der Naturheilverfahren eine Behandlung im konkreten Falle aussehen kann.

Der »Fall« Jürgen – ein Beispiel

Jürgen, acht Jahre alt, kommt mit seiner Mutter in die Sprechstunde. Auf den ersten Blick erscheint er etwas blaß und kraftlos (Händedruck, Haltung). Ich lasse ihn erzählen, er soll über seine Beschwerden selbst berichten. Aber das ist nicht viel: Er könne sich schlecht konzentrieren, friere leicht und sei oft erkältet. Das ergänzende Gespräch mit der Mutter ergibt nun folgende Vorgeschichte: Die ersten Lebensjahre waren unauffällig, die üblichen Impfungen erfolgt. Mit etwa 4 Jahren wurden die Polypen entfernt. Die Mandeln erschienen damals schon groß, und man sprach von der Wahrscheinlichkeit, sie später operieren zu müssen. In den folgenden Jahren wurde Jürgen zunehmend infektanfälliger, d.h. immer wieder erkältete er sich und bekam Katarrhe der Luftwege mit leichtem Fieber. Die erste Mandelentzündung wurde mit Penicillin behandelt und war bald abgeklungen. Die kurz darauf folgende fieberhafte Bronchitis war nach erfolglosem Einsatz von Husten- und fiebersenkenden Mitteln nur mit Antibiotika zu bessern. Danach traten Verdauungsbeschwerden auf, der Appetit wurde schlecht, und der Junge erholte sich nur langsam. Die nächste fieberhafte Erkältung wurde vorsorglich sofort mit Penicillin behandelt, um einer erneuten eitrigen Bronchitis vorzubeugen. In den darauffolgenden Jahren stellten sich diese fieberhaften Erkrankungen immer häufiger ein. Die Mandeloperation wurde geplant.

Von ihren persönlichen Eindrücken berichtet die Mutter, daß Jürgen keine Ausdauer bei den Schularbeiten und beim Spielen habe, sehr schnell müde werde und leicht fröstele. Schwimmen lernte er schon frühzeitig, doch brachte er jedesmal einen Schnupfen mit nach Hause, so daß ihm das Schwimmen verleidet wurde. Beim Schulsport machte er zwar gern mit, aber seine Leistungen blieben hinter denen der Klassenkameraden zurück. Die Lehrerin beklagte seine Unkonzentriertheit, vor allem am späten Vormittag, auch störe er den Unterricht. Sie gab den Rat, den Jungen einmal beim Schulpsychologen vorzustellen. Das Schulbrot brachte Jürgen meistens wieder mit nach Hause, statt dessen kaufte er sich am Pausenstand lieber süßes Gebäck. Auffallend war sein Durst nach dem Schulbesuch, er wurde dann mit Limonade gestillt. Das Essen danach war ein mühevoller Kraftakt zwischen Mutter und Sohn, Süßspeisen warteten als Lohn für den leer gegessenen Teller. Überhaupt konnte er an Süßigkeiten und Leckereien nicht genug bekommen. Der Zahnarzt klagte über die schlechten, bereits ständig behandlungsbedürftigen Zähne.

Die wesentlichsten ärztlichen Untersuchungsbefunde ergaben: Schlankwüchsiger, blasser, haltungsschwacher Junge. Kalte Gliedmaßen, vergrößerte druckempfindliche Lymphdrüsen, große zerklüftete Mandeln. Im Blutbild Vermehrung der Lymphocyten (einer Gruppe der weißen Blutkörperchen), Eisen- und Mineralmangel. Niedriger Blutdruck.

Soweit Vorgeschichte und Befund. Sie sind so charakteristisch, daß sie zur Erläuterung der Grundgedanken einer naturgemäßen Medizin dienen sollen.

Betrachtet man in dem geschilderten Krankheitsfall das Konzept der bisherigen Behandlung, so ergibt sich einmal, daß *Krankheiten* bestimmter Definition (Polypenbildung, Angina, fieberhafte Bronchitis) behandelt wurden. Zum andern wurden gegen bestimmte *Symptome* (Fieber, Halsschmerzen, Husten) ausgewählte Medikamente eingesetzt. Die aktuellen Krankheitserscheinungen verschwanden jeweils, doch wird man von einer Heilung sprechen können?

Hier wird die analytische Betrachtungsweise der konventionellen Medizin deutlich. Dem gegenüber steht die funktionell-synthetische Auffassung vom Krankheitsgeschehen in der Naturheilkunde, in der es nicht um Symptome oder um Krankheiten geht, sondern um den *kranken Menschen* in seiner Ganzheit.

Wie sieht nun ein *naturgemäßer Behandlungsplan* in einem solchen Fall aus?

Konstitutionell ist mit homöopathischen und anderen pflanzlichen Mitteln die Abwehrbereitschaft und Widerstandskraft des Organismus gegen die Infektanfälligkeit anzuregen. Mangelerscheinungen (Vitamine, Mineralien, Eisen) sind auszugleichen. Durchblutungsstörungen und niedriger Blutdruck müssen mit konsequenter Kneipptherapie (zunächst viel Wärmezufuhr) und gezieltem körperlichem Training angegangen werden. Der Energiemangel kann durch Moxa-Therapie beseitigt werden oder durch chinesische Arzneimittel. Die Folgen der Antibiotikabehandlung (Zerstörung der Mikroflora) erfordern eine Symbioselenkung. Die Fehlernährung (Zuckermißbrauch) macht einen Ausgleich durch eine biologische Vollwertkost notwendig. Schließlich wurde Jürgen auch das Autogene Training in einer Jugendgruppe vermittelt, wobei es besonders darauf ankam, seine aktive Mithilfe zu gewinnen.

Zwar mußte zu Beginn der Umstimmungsbehandlung bei einer akuten Angina noch einmal Penicillin eingesetzt werden, jedoch gelang es bei späteren Erkrankungen, ohne Antibiotika auszukommen.

Es besserten sich im Laufe eines Jahres – solche Behandlungen sind keine Schnelltherapie – alle Befunde. Kleinere Infekte mit guter Fieberreaktion wurden unter Symbioselenkung mit homöopathischen Mitteln »abgewettert«. Die gefürchtete eitrige Bronchitis blieb aus. Die Infektanfälligkeit, Leistungs- und Haltungsschwäche sind beseitigt. Nach Angaben der Lehrerin ist der Junge wie umgewandelt.

Soweit der »Fall Jürgen«. Vielleicht wird der eine oder andere Leser Parallelen zu sich selbst oder seinen Kindern entdecken. Gewiß ist es jedenfalls kein Seltenheitsfall, sondern fast alltäglich!

2. Gesund bleiben

Gesund bleiben – dieser Wunsch bewegt uns alle. Wir finden ihn gedruckt auf Neujahrskarten, er ist das Wesentliche, wenn wir zum Geburtstag gratulieren. Doch was können wir tun, damit sich dieser Wunsch erfüllt? Müssen wir überhaupt etwas tun? Ist es nicht eigentlich selbstverständlich, ist es nicht »normal«, gesund zu sein?

Wenn wir einmal den gewöhnlichen Tagesablauf eines Stadtmenschen, einer Familie, betrachten – jeder wird hier Ähnlichkeiten zu seinem eigenen Leben entdecken können –, wird uns bewußt, daß es nicht selbstverständlich ist, gesund zu sein!

Der Tag beginnt mit dem Gerassel des Weckers, und schon hat die Hast des Tages ihren Anfang genommen: Man eilt in das geheizte Badezimmer, wäscht sich warm, steigt in seine »Verpackung«, die zum großen Teil aus den so pflegeleichten Kunststoffen hergestellt ist. Man zwängt sich in eine enge Korsage für die Figur oder in viel zu enge Jeans, weil das ja »in« ist, man trägt Perlonstrümpfe und modische Schuhe, auch wenn sie nicht bequem sind.

Dann sitzt Familie U. (Ungesund) am Frühstückstisch (wenn sie sich überhaupt Zeit dazu nimmt): In der einen Hand die Zeitung (aus der uns die langen Spalten der »plötzlich und unerwartet« Verstorbenen mahnen sollten), und von lauter Radiomusik mit reichlich Werbung begleitet, wird möglichst rasch das Ei, das weiße Brötchen mit gefärbter Marmelade, der starke Bohnenkaffee zum Wachwerden einverleibt. Und während man gleich darauf dem Bus oder der Straßenbahn nacheilt oder im morgendlichen Verkehrsstau steckenbleibt, sind die Gedanken schon längst bei dem zu absolvierenden Tages-Soll, das uns in Schule oder Betrieb erwartet.

Hier hat man eine hochmoderne Klimaanlage, und die Fenster sind nur noch zum Hinausschauen da – falls mal dafür Zeit sein sollte – oder aber, selbst wenn das Fenster geöffnet werden könnte, kann man sicher mit dem energischen Widerstand eines zugempfindlichen, dafür um so mehr rauchenden Kollegen rechnen! Und wie sieht es in der Schule aus? Vielleicht haben die Kinder unserer Familie U. das Glück (?), eine besonders moderne Schule besuchen zu können: ganz aus Beton, fensterlos und nur mit Kunstlicht, weil das die Konzentration verbessern soll...

Doch nun läuft das Tagewerk über alle hinweg, begleitet vom Motoren- und Flugzeuglärm, Telefongeklingel, Schreibmaschinengeratter, Computergebrumm, Notarztsirenen und all den anderen betrieblichen und städtischen Geräuschen, oft sitzend oder lange stehend, getrieben von Terminnot oder der Angst vor der Konkurrenz. In der Schulpause lockt der Süßwarenstand, in der Mittagspause gibt's Kantinenessen aus der Großküche – ein Kapitel für sich –, und die natürliche Ermüdung im Laufe des Tages wird durch Kaffee und Zigaretten, wenn nicht sogar durch Anregungstabletten, hintangehalten.

Der fortschrittliche Betrieb hat darüber hinaus seine Förderbänder, seine Rohrpostanlagen, damit nur ja jeder unnötige Schritt vermieden wird. In die anderen Stockwerke geht's mit Lift oder Rolltreppe, und so wird ein Höchstmaß an Rationalisierung erreicht! Überschrift: Der Mensch im Rhythmus der Zeit.

Und wenn wir dann weiter bedenken, wie viele Menschen in einem ihnen nicht gemäßen Beruf arbeiten, weil es an passenden Arbeitsplätzen mangelt oder weil sie nicht den gewünschten Ausbildungsplatz bekamen, wird uns die Not unserer Zeit ein wenig klarer.

Die Bilanz eines solchen Tages sieht dann so aus: Das Nervensystem ist bis zum Zerreißen gespannt, die Muskulatur fehlbelastet, d.h. unterspannt, der Körper also nicht mehr im Gleichgewicht.

Der Abend sollte nun den Ausgleich bringen. Jedoch – wie sieht der Feierabend im Durchschnitt aus?

Nachdem man sich in den vollgepreßten Verkehrsmitteln bzw. im abgasgeschwängerten Autostau nach Hause gekämpft hat, warten hier die Probleme der Hausfrau und Kinder. Auch sie hatten einen unrastigen Tag, meist mit nervlichen Belastungen. Nur selten kommt man in Ruhe und Muße zu einem guten Gespräch, die Erschöpfung ist zu groß, man ist nur noch zu passiver Haltung fähig. Radio oder Fernsehen, oft schon beim viel zu schweren Abendessen angestellt, füllen den Rest des Abends aus, Alkohol soll Entspannung bringen.

Im Grunde ist es verständlich: Die Spannkraft des Nervensystems fällt zusammen, der Körper verlangt nach Entspannung. Diese Entspannung aber ist nicht schöpferisch, sie ist Trägheit, die ein negatives Vorzeichen hat.

Manfred Hausmann hat eine zwar sehr sarkastische, aber recht zutreffende Formulierung für diese Trägheit gefunden: »Ohne Trägheit kein Fortschritt! Weil der Mensch zu faul war zu rudern, erfand er das Dampfschiff. Weil er zu faul war, zu Fuß zu gehen, erfand er das Auto. Weil er zu faul war zu rechnen, erfand er das Elektronengehirn. Weil er zu faul war zu denken, erfand er die Bildzeitschriften.

Weil er zu faul war, abends die Augen zuzumachen, erfand er das Fernsehen!«

Dies ist die eine Gruppe. Die andern, die Ehrgeizigen, haben sich noch einen Teil ihrer Arbeit mit nach Hause gebracht, besuchen Abendkurse, sie haben nachzuholen, vorauszuarbeiten, das Unerfülltsein des Tages drängt sie zu geistigen Beschäftigungen, die das Nervensystem noch weiter anspannen und meist nur mit Hilfe starken Bohnenkaffees bewältigt werden.

Hieraus resultieren die vielen Schlafstörungen. Doch auch die Betten können den Schlaf beeinträchtigen. Eine weiche Matratze, ein warmes Federbett, für die Füße eine Wärmflasche und vorsichtshalber noch eine Schlaftablette sollen den Schlaf herbeizaubern. Dazu die Heizung warm, das Fenster zu – so glaubt man, alle Voraussetzungen für einen guten Schlaf erfüllt zu haben.

Übrigens, schauen wir doch einmal in die Nachttischschublade, wenn unser Herr U. endlich eingeschlafen ist: Hier finden wir alles, um das Leben angenehm zu machen! Tabletten gegen Kopfschmerzen, Zäpfchen für die Verdauung, Dragées zur Beruhigung, Vitamine zum Muntermachen, Kapseln gegen Fieber, Penicillinsalbe für Verletzungen, Cortisonsalbe gegen Hautausschlag – man hat sich ja informiert, hört die Werbung und liest aufmerksam die medizinischen Artikel in den Illustrierten, um auf dem laufenden zu sein!

Wir haben bisher nur von dem Stadtmenschen gesprochen, doch wie sieht es heute auf dem Lande aus? Auch hier hat sich vieles verändert. Rationalisierung und technischer Fortschritt haben vor der Landwirtschaft nicht haltgemacht. Maschinen ersetzen die körperliche Leistung, führen aber zu Schädigungen – z.B. jahrelanges Traktorfahren zu Wirbelsäulenveränderungen –, und giftige Pflanzenschutzmittel bedrohen die Gesundheit des Landwirts. Oft wird neben der bäuerlichen Arbeit noch eine einträglichere Tätigkeit in der Industrie betrieben, ein Teil der Arbeit der Frau aufgebürdet. Es kommt zu Zeitmangel und Überbelastung mit all ihren negativen Folgen für die ganze Familie.

Denken wir schließlich noch an die vielfältigen Umweltprobleme, mit denen unser Organismus ständig konfrontiert wird! Erwähnt seien hier u.a. die Luftverunreinigung, die Wasser- und Gewässerverschmutzung, die Störung der Ökosysteme in der Natur, die Energieversorgung mit all ihren Gefahren, die Schädigung unserer Nahrungsmittel durch die Intensivwirtschaft, chemische Konservierung und Färbung, die Belastungen durch Verkehr und Lärm – dann müssen wir erkennen, daß ein solches Leben voller Fehler ist! Daß es fast unmöglich geworden ist, gesund zu bleiben! Aber wie verwerten wir dieses Wissen? Welche Konsequenzen ziehen wir daraus, jeder einzelne für sich in seinem persönlichen Alltag?

Es ist also *nicht* selbstverständlich, gesund zu bleiben. Viele Lebensumstände können wir nicht verändern: das Leben in der Stadt oder auf dem Land, den Verkehr, den Lärm, den Streß, die Technik. Wir *selbst* müssen etwas tun, um den belastenden Faktoren unserer Umwelt entgegenzutreten, damit wir nicht ständig aus dem Gleichgewicht kommen, damit wir die innere Harmonie von Körper und Geist erhalten, die die Grundvoraussetzung ist für ein Leben in Gesundheit.

> Es geht um die Ordnung unseres Lebens, um unseren Entschluß, uns nicht den Umweltbedingungen zu unterwerfen, sondern sie uns zunutze zu machen und täglich neue Eigeninitiative zu entfalten, um Fehler zu erkennen und zu vermeiden.

Die naturgemäße Lebensordnung

Diese muß in den verschiedensten Bereichen wirksam werden. Sie betrifft den Rhythmus *unseres* Lebens (nicht den Rhythmus der Zeit) ebenso wie die Ernährung, die tägliche Körperpflege, Entspannungsverfahren und körperliches Training ebenso wie die Bekämpfung des Genuß-, Rauschmittel- und Tablettenmißbrauchs, vor allem aber auch die geistig-seelische Ordnung. Hierzu bedarf es einer ständigen inneren Bereitschaft, selbst aktiv etwas zu verändern. Zwar wird es immer wieder Phasen geben, in denen man abgleitet in die altgewohnte Bahn, vor allem dann, wenn große körperliche und nervliche Erschöpfung die Tatkraft lähmt. Wenn es aber gelingt, sich zu überwinden und den ersten Schritt zu tun, wirken sich die Veränderungen positiv aus und ermuntern dazu, auf diesem Weg weiterzugehen.

Auch ist es keineswegs nötig, »alles auf einmal« in unserem Leben zu ordnen. Dieser Versuch könnte entmutigen und zu der Auffassung führen: »Das schaffe ich nie.« Schritt für Schritt die Fehler aufspüren, um sie dann nach und nach zu beseitigen, nur so wird eine tiefgreifende Umstellung zu erreichen sein.

Der Rhythmus unseres Lebens kann mit dem Bild eines Pendels verglichen werden: Harmonische Schwingung von der einen zur andern Seite, von Aktivität zu Passivität, von Spannung zu Entspannung, von geistiger zu körperlicher Betätigung, von Arbeit zu Freizeit ist nötig.

Selbstverständlich sollen wir aktiv sein, in Schule und Beruf etwas leisten, uns engagieren und mit aller Kraft für etwas einsetzen, damit unsere Arbeit gelingt und befriedigt.

Es darf aber nicht zu einem Übermaß kommen, zu überhöhter

Anforderung, zu Hetze und Getriebensein, denen wir uns ausliefern, die wir nicht mehr selbst steuern können. Vielleicht müssen wir unseren Ehrgeiz, unser Streben in mancherlei Richtung ein wenig zurückschrauben, um nicht aus der Harmonie des Pendelschlages herauszufallen. Ganz sicher aber müssen wir mehr für Ausgleich sorgen, für den Kontrast zur Anspannung und zu unseren Tätigkeiten.

Spannung ist ein lebensnotwendiges Prinzip, sie ist aber nur ertragbar, wenn daneben die *Entspannung* steht. Die Kunst des Entspannens geht uns heute schon früh verloren. Ein Baby beherrscht sie noch, denken wir einmal daran, wie gelöst es in seinem Körbchen liegt. Doch schon das heranwachsende Kind gerät in unnatürliche Spannungszustände, es beißt an den Nägeln, knirscht mit den Zähnen, kann nicht stillsitzen, nicht richtig spielen.

Und der Erwachsene? Er verspannt Schulter und Nacken beim Arbeiten an Maschinen, bei geistiger Konzentration, beim Autofahren, er runzelt die Stirn in Falten in einer Diskussion, er nimmt die Verspannung mit in den Schlaf, hat unruhige Träume, wird häufig wach.

Die Erkenntnis, daß hier Abhilfe notwendig ist, hat zu den verschiedensten therapeutischen Wegen geführt.

Es wäre so einfach, dieses Problem mit Pillen zu lösen: Man nimmt sie ein, und schon ist man die übermäßige Spannung los. Die Zahl solcher »Beruhigungsmittel«, »Spannungs- und Angstlöser« (Tranquilizer), ist in den letzten Jahren rapide gewachsen, ihr Verbrauch beängstigend. Wie aber steht es mit ihren Nebenwirkungen, mit der Gefahr, von diesen Mitteln abhängig zu werden?

Der bequemen, allzu einfachen Einnahme von Pillen stehen die natürlichen Methoden der Entspannungsverfahren gegenüber. Atemtherapie und Autogenes Training seien hier als besonders sinnvoll genannt. Hilfreich können aber auch die uralten erprobten Techniken östlicher Heilsysteme sein. Sowohl die östlichen wie die westlichen Methoden müssen erlernt werden, das erfordert Zeit und persönlichen Einsatz, dann aber verwandeln sie den Menschen, führen ihn zu innerer Gelassenheit und Ausgeglichenheit, öffnen seinen Blick für das Wesentliche des Lebens und machen ihn nicht mehr so angreifbar für die täglichen Belastungen.

Eine vollwertige *Ernährung* ist von größter Bedeutung für die Gesunderhaltung. Sie beginnt schon bei der Kost der Mutter in der Schwangerschaft, muß besonders bei der heranwachsenden Jugend beachtet werden, trägt zur Stabilisierung im mittleren Lebensalter bei und kann schließlich im Alter durch Verhinderung von Mangelschäden eine entsprechende Beeinträchtigung des Allgemeinbefindens vermeiden.

Die grundsätzliche Forderung Prof. *Kollaths,* alle Nahrungsmittel so natürlich wie möglich zu belassen, bedeutet: keine künstliche oder chemische Veränderung, Konservierung oder Färbung, unnötiges bzw. zu langes Kochen vermeiden.

Hier trägt die Mutter eine große Verantwortung für die ganze Familie, sie muß sich mit den Fragen der Ernährung intensiv auseinandersetzen und ständig neu versuchen, diese Grundforderungen zu verwirklichen. Das beginnt bereits beim Einkauf: Wenn alle Hausfrauen den Kauf von denaturierten Nahrungsmitteln verweigern, muß es schließlich zu einer Umorientierung im Marktangebot kommen! Und solange unser Brot mit den verschiedensten chemischen Backhilfen hergestellt wird – vom »schimmelsicheren Korn« einmal ganz abgesehen –, so lange sollten wir die Arbeit des Brotbackens wieder zu Hause durchführen.

Wachsamkeit bei der Benutzung hochgepriesener Haushaltsgegenstände aus Kunststoffmaterialien, die evtl. mit den Nahrungsmitteln in Lösung gehen, bei der Verwendung von Plastiktüten zur Aufbewahrung von Lebensmitteln, aber auch bei der allzu sorglosen Verwendung von all den in der Werbung so unübertrefflich dargestellten Reinigungsmitteln ist dringend erforderlich, wenn es nicht zu Schädigung der Gesundheit kommen soll. Das gilt auch für den heute oft üblich gewordenen Konsum von Tabletten, Genuß- und Rauschmitteln. Statt zu erleichtern, führen sie zu körperlichen Schäden, Abhängigkeit und oft auch Veränderungen der Persönlichkeitsstruktur.

Ist die Aufmerksamkeit erst einmal geschärft, werden wir sensibilisiert gegen die uns umgebenden Gefahren, wird es uns leichterfallen, Zeit und Mühe darauf zu verwenden, hier etwas zu ändern, auf etwas zu verzichten.

Die tägliche *Körperpflege* mit Wasseranwendungen, Kreislauftraining usw. kann nur bei regelmäßiger, sehr konsequenter Durchführung zur Gesunderhaltung beitragen. Wichtig ist die richtige Anwendung und die Dosierung solcher Maßnahmen, auch sollte der Arzt um Rat gefragt werden, wenn Erkrankungen vorliegen. Durch die Kneippvereine, die vielerorts Vorträge und Kurse anbieten, kann man Anregungen und Hinweise für die gesunde Lebensführung bekommen. Die Volkshochschulen und ähnliche Institutionen, Sportvereine und verschiedene Selbsthilfegruppen haben sich ebenfalls der Gesunderhaltung durch vorbeugende Maßnahmen und körperliches Training angenommen.

Lebensrhythmus, Ernährung und Körperpflege sind aber nicht nur für den Alltag von Bedeutung, sondern müssen ganz besonders auch im Urlaub beachtet werden. Der *Urlaub* muß als Kontrastprogramm zum Alltag verstanden werden. Das bedeutet z.B. für den geistig tätigen Menschen viel körperliche Bewegung, Wandern, Bergsteigen, Schwimmen usw. in geeignetem milden Klima (Ostsee, Heide, Mittelgebirge) oder aber unter reizklimatischen Bedingungen (Nordsee, Hochgebirge). Für den in der Landwirtschaft Arbeitenden dagegen Interessantes sehen,

Städte kennenlernen, aber auch Kontrastklima (statt Tiefebene in die Berge, statt Gebirge an die See). Stets ist es wichtig, einmal nicht nach der Uhr zu leben, die Ernährung umzustellen, bewußt zu entspannen, Zeit für die Familie und die Begegnung mit anderen Menschen zu haben.

Viele Anregungen für ein gesundheitsbewußtes Leben im Alltag kann aber auch eine Kneippkur, eine Fastenkur, eine Regenerationskur geben. Man wird erstaunt sein über den Erholungseffekt nach einer solchen Kur, der über viele Monate anhält. Reisen, die wieder mit Streß, verplanter Zeit, starkem Klimawechsel verbunden sind, darf man nur aus bester gesundheitlicher Verfassung planen, für Kinder sind sie völlig ungeeignet.

Die *geistig-seelische Ordnung* unseres Lebens bietet viele Möglichkeiten, eine grundlegende Änderung herbeizuführen. In einer stillen Stunde sollten wir uns einmal Rechenschaft darüber ablegen, wie es um die Beziehung zur Umwelt, zu den Mitmenschen, zum Kosmos, zu Gott bestellt ist. Im Rahmen der eigenen Familie müssen wir damit anfangen, die innersten tiefsten Bindungen wieder zu pflegen, uns mehr Zeit füreinander zu nehmen. An die Stelle von Radio oder Fernsehen kann das Gespräch oder das Spiel mit den Kindern treten. Die schönsten Spielsachen können nicht die Stunde ersetzen, in der die Mutter ihnen ein Märchen erzählt. Zumindest am Wochenende sollten den Kindern stets ein paar Stunden gewidmet sein, in denen wir einmal ganz nur für sie da sind. Und nicht nur die Kinder, auch wir werden diese Stunden beglückt genießen und fühlen, wie sehr uns die Kinder brauchen und wie notwendig es ist, das Verhältnis zu ihnen zu festigen. Die Bewährung werden wir erleben, wenn sie heranwachsen, wenn sie nicht mehr kleinen, sondern größeren, vielleicht gefährlichen Problemen begegnen, bei deren Lösung sie unseren Rat und unsere Zuwendung brauchen, unsere Bereitschaft, für sie da zu sein und immer Zeit zu haben.

Und wie ist es um die Einstellung zu den älteren Menschen bestellt? Auch hier müssen wir einmal überdenken, wie etwas geändert werden kann. Warum sollte nicht in der Stadt ebenso wie auf dem Lande ganz selbstverständlich die Großfamilie möglich sein, die allen Geborgenheit vermittelt? Liebevolle Zuwendung, die Bereitschaft, einfach füreinander da zu sein, sind hier das Geheimnis der Lösung.

Aber auch zu unseren Mitmenschen, den Nachbarn, den Mitarbeitern müssen wir unsere Beziehungen überprüfen. Haben wir noch Zeit füreinander, für ein freundliches persönliches Wort? Sind wir wirklich hilfsbereit und ausgeglichen? Wir müssen es wieder lernen, uns aus dem Verhaftetsein an unser kleines persönliches Ich zu lösen, um wieder aus dem Kraftquell zu schöpfen, der uns immer und überall umgibt. Die persönlichen Bindungen sind im rapiden Verfall begriffen, viele seelische und psychische Erkrankungen haben hier ihre Ursache.

Der heutige Mensch ist zutiefst unsicher geworden, der Sinn des Lebens droht verlorenzugehen. *Heyer* weist darauf hin, daß die große Gefahr darin liegt, daß wir anstelle von Subjekten, die das Leben gestalten, zunehmend zu Objekten werden, die vom Leben geformt werden. Das heißt mit anderen Worten, daß das Selbstschöpferische im Menschen erlahmt und schwindet und damit das Wesentliche, das den Menschen vom Tier unterscheidet, nämlich seine Seele, verkümmert.

Noch etwas anderes kann zu den heute so häufigen seelischen und psychischen Störungen führen, zu Kontaktschwäche, Reizbarkeit, Explosivität, Aggressivität: Zwar wird der Mensch durch die Entwicklung der Technik zunehmend von körperlicher Arbeit entlastet, andererseits aber ist gerade die Muskeltätigkeit ein notwendiges Ventil für innere Energiestauungen. Ist keine Entladung dieser Potentiale nach außen möglich, so kommt es innerlich zu Spannungen.

Hinwendung zur Natur durch naturnahe körperliche Betätigungen wie Wandern und Bergsteigen, oder der Umgang mit Pflanzen und Tieren, aber auch passives oder aktiv-schöpferisches Erleben der Kunst kann den notwendigen Ausgleich schaffen und uns wieder zu innerer Harmonie und Ausgeglichenheit führen, das negative Vorzeichen unserer Mußestunden wieder in ein positives verwandeln.

Die Fortwendung vom Ich, die Hinwendung zu Natur, Kunst und überpersönlichen Bindungen wird dazu beitragen, unser Verhältnis zu Umwelt und den Mitmenschen zu beeinflussen und zu verändern, Harmonie von Körper und Geist und damit Gesundheit wiederherzustellen und zu erhalten.

Ordne Dein Leben neu.
Mache Dir die Fehler in Deinem Leben bewußt, versuche ab heute – sofort! – sie zu vermeiden.
Lerne ein Entspannungsverfahren, damit die Spannungen in Deinem Leben nicht überhandnehmen.
Ernähre Dich biologisch vollwertig.
Meide Fremdstoffe, Färbung, Schönung sowie chemische Haltbarmachung der Lebensmittel, aber auch Kunststoffmaterialien, wo immer möglich.
Pflege Deinen Körper, aber mach's richtig und regelmäßig.
Plane und gestalte Deinen Urlaub als Kontrast zum Alltag.
Laß Deinen Geist, Deine Seele nicht verkümmern, pflege Deine Beziehungen zu den Mitmenschen, schöpfe Kraft aus der Natur oder der Kunst.
Bedenke: Harmonie von Körper *und* Geist bedeutet Gesundheit.

Naturgemäße Körperpflege

Wenden wir uns nun der praktischen Seite der Lebensordnung zu. Wenn man seinem Auto oder den Maschinen des Haushalts regelmäßige Wartung und Pflege angedeihen läßt, sowohl aus Sicherheitsgründen als auch, um sie gut instand zu halten und ihre Lebensdauer zu verlängern, sollte es erst recht selbstverständlich sein, dies auch mit seinem Körper zu tun. Ist er doch ein lebendiges, äußerst empfindliches Instrument und ständig enormen Belastungen ausgesetzt, die wir ja nur zum Teil vermeiden können, auch wenn wir im Sinne der Neuorientierung unserer Lebensordnung bewußter und sensibler auf diese äußeren Einflüsse reagieren.

Zur Gesunderhaltung und Pflege unseres Körpers können wir mit wenigen einfachen Maßnahmen auf die Haut, den Kreislauf, den Wärmehaushalt, den Stoffwechsel, die inneren Organe und auch die Psyche einwirken.

Die Haut ist der Hauptangriffspunkt für physikalische Maßnahmen, d.h. Maßnahmen, die durch physikalische Reize wie Licht, Luft, Wasser, Temperatur, Elektrizität eine Reaktion des Körpers am Ort der Einwirkung und auch allgemein auslösen, während körperliches Training vor allem Herz und Kreislauf sowie den Bewegungsapparat beeinflußt.

Neben dem *Trockenbürsten* sind vor allem die vielfältigen Möglichkeiten der Wasseranwendungen nach *Kneipp* geeignet, in ganz individueller Dosierung Hautreize zu setzen und damit auf den ganzen Organismus einzuwirken. Licht, Luft und Wasser sowie die Ernährung stehen im Mittelpunkt der Lehre Kneipps. »Macht's nach, aber macht's richtig nach«, lautet das Motto, dem wir noch hinzufügen möchten »und konsequent!«

Wie das Zähneputzen muß eine regelmäßige Körperpflege in diesem Sinne am besten morgens in den Tageslauf eingebaut werden. Das Trockenbürsten in Verbindung mit dem *Luftbad* am offenen Fenster, auf dem Balkon oder im Garten regt intensiv die Hautdurchblutung an, erfrischt, und eine anschließende Wasseranwendung wird intensiver wirksam.

Duschen sollte nur der Reinigung dienen, vom gesundheitlichen Standpunkt aus ist es eher eine unzweckmäßige Maßnahme. Auf den weichen Brausestrahl, der die gesamte Körperoberfläche trifft, kann keine Antwort des Organismus erfolgen. Dies ist nur möglich durch den gezielten Reiz auf einzelne Körperteile aus einem Schlauch, wie er bei Kneippgüssen Anwendung findet. Auch belastet langes Stehen beim Duschen den Kreislauf und führt zum Absinken des Blutdrucks. Deshalb fühlen sich viele Menschen nach dem Duschen angestrengt, selbst wenn zum Abschluß kalt gebraust wird. Eine solche Reaktion wird nach einem richtig ausgeführten Kneippguß niemals der Fall sein.

Hat man etwas mehr Zeit zur Verfügung, können Teilbäder, Bürstenhalb- und Kräuterextraktvollbäder zur Anwendung kommen. Langsam gesteigerte Dosierung ermöglicht eine ganz gezielte Wirkung. Durchblutungsstörungen mit chronisch kalten Füßen, oft der Anfang von Erkältungskrankheiten und Blasenstörungen, finden sich heute bei einer großen Zahl unserer Patienten. Hier kommt es darauf an, zunächst vor allem Wärme zuzuführen durch temperaturansteigende Teilbäder und nur kurze kalte Reize zu setzen, um den Organismus zu einer Reaktion herauszufordern. Hält nach einigen solchen Anwendungen die Wärme länger vor, können die kalten Reize verstärkt werden durch Wechselteilbäder und schließlich durch wechselwarme Güsse.

Es ist immer zweckmäßig und vor allem besser bekömmlich, wenn die Teil- und Vollbäder temperaturansteigend genommen werden, d.h. man beginnt mit einer Wassertemperatur von etwa 36°, also der Körpertemperatur entsprechend, und steigert dann durch warmen Zulauf auf 39–40°, so daß sich der Körper(teil) langsam dieser Wassertemperatur anpassen kann, wobei sich auch die Gefäße langsam erweitern. Durch verschiedene Kräuterzusätze kann diese Wirkung noch erhöht werden. An das Ende der Anwendung gehört dann der kalte Reiz, der allmählich immer mehr verstärkt werden kann und auf den der Körper mit vermehrter Durchblutung reagiert.

Die oft gehörte Auffassung »Kneipp = kaltes Wasser« ist also völlig falsch. »Niemals kalt an den kalten Körper« lautet eine wichtige Regel. Dann kann nichts falsch gemacht werden, auch nicht beim Taulaufen und Wassertreten.

Schließlich sollte noch erwähnt werden, daß temperaturansteigende Maßnahmen müde machen und deshalb für den Abend besser geeignet sind, während wechselwarme und kalte Anwendungen erfrischen.

Ein Wort noch zu den Kneippschen Waschungen. Die morgendliche Ganzwaschung ist eine gute Sache, vor allem für den Urlaub, weil man dann Zeit hat, danach noch etwas zu ruhen. Nachts kann diese Waschung schlaffördernd sein, alles dazu Notwendige sollte man am Abend vorher am Bett bereitstellen. Die sog. Serienwaschung und die wechselwarmen Waschungen dagegen sind bewährte Maßnahmen im Krankheitsfall.

Um dem Bewegungsmangel des Menschen von heute abzuhelfen, wurden gerade in den letzten Jahren die verschiedensten Ideen entwikkelt und auch entsprechende Forschungen durchgeführt. Besonders eindrucksvoll wirkte sich diese Entwicklung in der Nachbehandlung von *Infarkt*patienten aus. Während man früher eine mehrwöchige strenge

Bettruhe für den Infarktpatienten für unerläßlich hielt, ist man heute der Auffassung, daß ein früh einsetzendes sorgfältig überwachtes Aufbautraining sinnvoller ist und die Rehabilitation beschleunigt. Damit erwies sich der Grundgedanke als richtig, daß ebenso wie die Körpermuskeln auch der Herzmuskel durch *körperliches Training* erstarkt. Es ist leicht verständlich, daß dies für jeden Menschen gilt, nicht nur für den Herzpatienten, und daß die Leistungsfähigkeit erhalten bleibt, wenn man regelmäßig im Training bleibt. Es wurden Trimm-Trab, Jogging, Volkslauf und ähnliche Bewegungen ins Leben gerufen, sie haben inzwischen viele Anhänger gefunden. So haben die Grundgedanken der Naturheilkunde mit der Forderung nach körperlicher Betätigung auf moderne Weise neue Impulse erhalten.

Für junge, sportlich ohnehin trainierte Menschen gibt es hier kaum Probleme. Liegt die letzte *sportliche Betätigung* aber schon länger zurück, ist der Mensch älter oder liegen gesundheitliche Störungen vor, dann muß immer der Arzt, z.B. bei der jährlichen Kontrolluntersuchung, befragt werden. Er kann entscheiden, welche Sportart geeignet ist, wie z.B. das *Lauftraining* begonnen und dann langsam gesteigert werden kann, ob der örtliche Trimm-Parcours zu empfehlen ist und welche *gymnastischen Übungen* in Frage kommen. Als Faustregel kann man sich merken, daß die Belastung nie so groß werden darf, daß man nicht mehr nur allein durch die Nase atmen kann. Der Puls sollte auf über 130 ansteigen, 140/Minute aber nicht übersteigen. Stets ist vorsichtig zu beginnen, und erst allmählich kann das Tempo erhöht und die Laufstrecke erweitert werden.

Um wirklich regelmäßig einmal am Tag eine Beschleunigung der Herztätigkeit zu erreichen, kann das Lauftraining für einige Minuten morgens im Zimmer oder auf der Stelle durchgeführt werden. An einem »Gesundheitsnachmittag« kann ein Sportplatz oder anderweitig geeignetes Gelände aufgesucht und das Training intensiviert werden, vielleicht in wochenweisem Wechsel mit *Schwimmen* und *Radfahren.* Nach dem Laufen ist ein Kräuterextraktbad oder die *Sauna* wohltuend und entspannend und hilft, etwaigem Muskelkater vorzubeugen.

Bewegungen in frischer Luft und Wasseranwendungen der verschiedensten Art haben neben den besprochenen Wirkungen auf den gesamten Organismus auch einen abhärtenden Effekt. Durch das Gefäßtraining ist der Körper in der Lage, kalte Reize mit vermehrter Durchblutung zu beantworten, die Neigung zu Erkältungskrankheiten wird vermindert, der Mensch bleibt gesund.

Pflege Deinen Körper regelmäßig.
Nimm Dir jeden Morgen Zeit für Trockenbürsten, körperliches Training und eine Kneippanwendung.
Gönn Dir jede Woche einen Gesundheitsnachmittag für körperliche Aktivitäten (Schwimmen, Laufen, Radfahren, Wandern...) und Sauna oder eine andere größere Wasseranwendung.

Naturgemäße Ernährung

»Laßt die Nahrung so natürlich wie möglich.«
Kollath

Die Auffassungen über eine optimale Ernährung unterliegen seit Jahrzehnten einem ständigen Wandel. Während früher vor allem der Brennwert (Kaloriengehalt) der Nahrungsmittel für besonders bedeutsam gehalten wurde, wandelte sich die Einstellung durch die Entdeckung der Vitamine und Spurenelemente bereits erheblich und führte schließlich im Sinne der ganzheitlichen biologischen Auffassung durch *Bircher-Benner* und *Kollath* zu den Grundgedanken einer lebendigen Vollwertkost, die wir hier näher erläutern möchten.

Nach *Mommsen* bedarf unsere heutige Ernährungslehre einer Ergänzung durch den Qualitätsbegriff »Lebendigkeit«. Lebendige Substanzen (Mikroorganismen) sind das Urprinzip des Lebens, wir finden sie bereits im gesunden Humus, in der Pflanzenkost und schließlich als lebenswichtige Bakterien, »Gesundheitserreger« *(Mommsen*[12]*)* auf den Schleimhäuten des menschlichen und tierischen Organismus.

Eine vollwertige Kost muß also neben den Kalorienträgern Eiweiß, Fett und Kohlenhydraten sowie Vitaminen und Mineralien auch »lebendige Stoffe«, sog. Wuchsstoffe (Auxine) und Eigenfermente enthalten, wie sie sich vorwiegend in der Milch, im Samen, im Eigelb sowie in der lebenden Zelle der Pflanzen befinden.

Daß diese lebendigen Stoffe bei der Zubereitung der Nahrung leiden oder ganz zerstört werden, ist einsichtig. Daß sie sogar schon viel früher, nämlich im Stall, auf dem Feld oder auf den Bäumen durch menschliches Eingreifen beseitigt werden können, sollten wir uns stets vor Augen halten. Denken wir einmal an die Tiere auf dem Bauernhof, die Penicillin erhalten, vorbeugend bakterientötend, damit sie nicht krank werden, Hormone zum schnelleren Gewichtsanstieg und vor dem Transport zum Schlachthof Beruhigungsmittel, damit sie den Streß besser verkraften. Oder der Salat auf den Feldern: Damit er eine bestimmte, vom Käufer ja gewünschte Größe erreicht, wird Kunstdünger verwendet, dieser begünstigt den Befall mit Läusen, gegen die Läuse wird gespritzt mit hochgiftigen Substanzen, die durch den Regen ja wieder abgespült werden... Und wenn's nicht regnet? Dann werden die Felder künstlich berieselt – vielleicht aber auch nicht? Aber wenn der Salat Läuse hat, kauft ihn keiner – welch ein Teufelskreis!

Und das Obst? Und gar erst das Korn für unsere Hauptnahrung, das Brot? Da wird erst gedüngt, dann gespritzt, damit der Halm nicht so lang wird, denn es wird ja kein Stroh mehr gebraucht in der Intensiv-Tierhaltung. Ungeziefer und Unkraut werden chemisch vertilgt. Schimmelbildung bei der Lagerung des Korns und für das gebackene Brot kann durch chemische Zusätze verhindert werden, Backhilfsmittel der verschiedensten Art erleichtern die Arbeit des Bäckers.

Zwar gibt es jeweils bestimmte Giftkonzentrationen, deren Werte nicht überschritten werden sollen – dies wird in Stichproben überprüft, aber ist das wirklich eine Lösung? Kann der Landwirt die erlaubten Giftkonzentrationen genau berechnen und hält er sie ein? Warum zieht manch ein Bauer seine Kartoffeln und sein Gemüse in seinem »Privatgarten« und züchtet ein Rind für seinen persönlichen Bedarf ohne die empfohlenen Aufzuchthilfen?

Oft ist nicht zu erforschen, ab wann ein Mittel schädlich wirkt, noch viel weniger, wie es sich zusammen mit all den anderen Giften aus Nahrung und Umwelt auswirkt.

Zugegeben, es gibt Argumente auf jeder Seite – sollte aber nicht die gesundheitliche Bedrohung am schwersten wiegen?

Die analytische Betrachtungsweise, die Technisierung und Rationalisierung unseres Jahrhunderts hat auch auf diesem Gebiet das Ganze, die Einheit, aus den Augen verloren. Für die Wechselbeziehungen im Haushalt der Natur – in ihrer vielschichtigen Vernetzung nicht allein durch Analysen erfaßbar – wurde von *Haeckel* bereits im vorigen Jahrhundert der Begriff »Ökologie« gebraucht. Die Wechselwirkungen sind nicht nur für die Gesunderhaltung des einzelnen von Bedeutung, sondern die Grundlage für unseren Planeten Erde in seiner zukünftigen Existenz.

Wenn wir Menschen als vernunftbegabte Wesen es nicht lernen, sorgsam und klug auf das Ganze zu achten, werden wir selbst zu einer Bedrohung. Fortschreitende Zerstörung unserer Umwelt, Zunahme von Krankheiten und Hungersnöten auf der ganzen Welt werden die Folge sein.

Jeder einzelne kann dazu beitragen, das Bewußtsein für diese lebendigen Zusammenhänge zu schärfen und das Wissen darum zu verbreiten: Durch das Verlangen nach natürlicher Kost kann auf Landwirtschaft und Industrie ein zunehmender Druck ausgeübt werden, Handel, Wirtschaft und Politik werden nicht unbeeinflußt bleiben.

Die Erzeugung und Beschaffung ungiftiger Grundnahrungsmittel und ihre sorgfältige Zubereitung sind wichtige Voraussetzungen für eine naturgemäße Ernährung, durch die wir gesund werden und gesund bleiben können.

Wie sieht nun eine solche lebendige biologische Vollwertkost aus?

Beginnen wir mit dem *Eiweiß*. Seine Bedeutung liegt vor allem in den lebensnotwendigen Aminosäuren, die nicht alle vom Körper selbst hergestellt werden können. Sie sind beteiligt an den chemischen Prozessen im Organismus. Sie bilden das Gerüst unseres Körpers (Knochen, Muskeln, Sehnen, Haut, Haare, Nägel), aber auch die Hormone und Enzyme, die für wichtige Stoffwechselvorgänge unerläßlich sind. Blutplasma und Blutfarbstoff bestehen aus Proteinen, und in der Regulierung des Wasserhaushalts haben sie eine unentbehrliche Funktion (Hungerödeme bei Proteinmangel!). Besondere Bedeutung haben sie bei der Bildung der Antikörper zur Abwehr von Infektionen durch Viren und Bakterien.

Der tägliche Bedarf an Proteinen ist abhängig vom Lebensalter und den körperlichen Anforderungen, zu denen neben Schwerarbeit auch bestimmte psychische Streßbedingungen gehören. Über den tatsächlichen Eiweißbedarf schwanken die Zahlenangaben in der Weltliteratur erheblich (zwischen 30 und 100 g/Tag), wahrscheinlich ist er erheblich niedriger als ursprünglich angenommen.

Als Eiweißquellen dienen Vollgetreide, Hülsenfrüchte, Nüsse, Sesamprodukte, Obst, Gemüse, Pilze, Kartoffeln und ganz besonders Soja. Diesen pflanzlichen Proteinen steht tierisches Eiweiß gegenüber: Milch, Milchprodukte, Käse, Eier, Fisch, Geflügel, Fleisch.

Die Deckung des Bedarfs ist keineswegs an Fleisch oder Fisch gebunden, wie das Leben bestimmter Naturvölker oder der Vegetarier uns lehrt. Die üblich gewordene Fleisch-Überernährung in den Industrieländern ist keine gesundheitliche Notwendigkeit. Im Blick auf die Welternährung der Zukunft müssen sogar unbedingt vermehrt pflanzliche Proteine herangezogen werden.

Die Verwertbarkeit der Proteine für den Organismus ist sehr unterschiedlich. Aus biologischer Sicht sollte Eiweiß daher in seinen verschiedenen Formen zugeführt werden, da sich dann die unterschiedlichen Qualitäten gegenseitig ergänzen. Mastfleisch, also Fleisch von stoffwechselkranken Tieren, ist zu meiden, Wild und Geflügel vorzuziehen. Es ist anzunehmen, daß das ungekochte, also naturbelassene pflanzliche bzw. Milcheiweiß höhere Qualität besitzt, Milch und Milchprodukte haben zudem den Vorzug besserer Bekömmlichkeit.

Die *Kohlenhydrate* haben den größten Teil des Energiebedarfs zu decken. Getreide und Getreideprodukte sind die wichtigsten Lieferanten. Gerade hier hat die biologische Einstellung zu den Lebensvorgängen zu wesentlichen Erkenntnissen geführt. Die Veränderung (Denaturierung) unserer Grundnahrungsmittel führt zur Verarmung an wertvollen Bestandteilen, so daß schließlich nur noch Kalorien zugeführt werden ohne biologischen Wert. Dies gilt ebenso für den Fabrikzucker wie für weiße Auszugsmehle und die entsprechenden daraus hergestellten Produkte (Süßigkeiten, Kuchen usw.). Vollwertige Kohlenhydrate müssen daher aus dem vollen Korn bestehen mit allen seinen Bestandteilen, dem Keim und seinen Randschichten, in denen die wertvollen Vitamine, Wuchsstoffe, Eigenfermente und Mineralien enthalten sind. Roh genossen, evtl. gekeimt, werden diese Stoffe dem Körper am besten zugeführt (Frischkornbrei), aber auch schonende Zubereitung gewährleistet noch einen hohen Gehalt an Wertstoffen (Kollathfrühstück u. a.).

Das Bedürfnis nach Süßem kann durch natürliche Produkte wie Honig, Rübensirup (Zucker mit seinen natürlichen Begleitstoffen), Früchte und Trockenobst gestillt werden. Auf weißen denaturierten Zucker sollte man am besten ganz verzichten, allenfalls kann er sparsam als »Würzmittel« Verwendung finden.

Die Nachteile des Konsums an Süßigkeiten im Kindesalter für die Zahnentwicklung konnten eindrucksvoll und überzeugend in großangelegten Versuchen bewiesen werden (*Mommsen, Schnitzer*).

An dieser Stelle sei auch bereits auf die schädliche Wirkung des Zuckers in der Ernährung des Krebskranken hingewiesen, da gerade hier bei dem ohnehin gestörten Stoffwechsel plötzlicher Blutzuckeranstieg zur Verschlechterung des Krankheitsbildes (Zunahme der Schmerzen) beiträgt.

Auch für die Zufuhr der lebensnotwendigen *Fette* gilt der gleiche Grundsatz: schonende Gewinnung und Herstellung, sorgsame Verwendung in der Küche. Mastfette sind ebenso unzuträglich wie Mastfleisch. Pflanzenfette und -öle sowie Butter sind vorzuziehen. Hochgradige Erhitzung zum Haltbarmachen oder beim Kochen und Braten und chemische Härtungsprozesse verändern die biologische Wertigkeit in ungünstiger Weise durch Zerstörung der hochungesättigten Fettsäuren und können zu krankhaftem Anstieg der Blutfettwerte (Cholesterin, Triglyzeride) beitragen. Es ist daher zu empfehlen, die Speisen nicht in hocherhitzten Fetten zu garen, sondern das Fett erst nach dem Kochen zuzufügen.

Wegen der verschiedenen biologisch wertvollen Inhaltstoffe kann der tägliche Bedarf, wiederum in Abhängigkeit von körperlicher Belastung, zu ⅓ aus Butter, zu ⅔ aus hochwertigen kaltgepreßten Ölen und ungehärteten Pflanzenfetten gedeckt werden. Er sollte 60 bis 70 g/Tag insgesamt im allgemeinen nicht überschreiten. Dabei ist zu bedenken, daß in Wurst und Fleisch oft hohe Mengen Fett gewissermaßen »versteckt« sind, und daß auch viele andere Nahrungsmittel wie Eier, Milch, Nüsse, Käse und bestimmte Brotsorten Fett enthalten.

Gemüse und *Obst* sind wichtige Vitamin- und Mineralienträger. Wie viele von diesen Wertstoffen tatsächlich zugeführt werden, hängt wesentlich ab von der Zubereitung. Durch Zerkleinerung bekommt der Luftsauerstoff Zutritt zu den Schnittflächen und führt zu wertmindernder Oxidation, chemischer Zersetzung (z.B. Braunwerden des Apfels beim Reiben) und damit Zerstörung wertvoller Bestandteile. Beim Kochen werden verschiedene Vitamine zerstört, z.T. gehen sie in die Kochflüssigkeit über, die natürlich nicht verworfen werden sollte.

Es kommt also darauf an, Rohkost erst kurz vor dem Verzehren zuzubereiten und sie durch sofortiges Zufügen der Salatsoße zu binden, um den Zutritt des Luftsauerstoffs zu erschweren, wodurch eine Wertminderung vermieden wird. Kurzes Dünsten ohne Fett bei fest verschlossenem Topf ist die schonendste Zubereitung für Gemüse, auch kann bei vielen Gemüsesorten ein Teil zum Schluß roh hinzugefügt werden. Wichtig im Sinne des biologischen Ganzheitsprinzips ist auch die Zufuhr der Vitamine in ihren natürlichen Verbindungen, es genügt also nicht, sie isoliert in chemisch reiner Form einzunehmen.

Mindestens ⅓ des Gemüses sollte roh genossen werden, und zwar am Anfang der Mahlzeit. So werden die wertvollen Vitamine rasch dem Körper zugeführt, die Produktion der Verdauungssäfte und Fermente angeregt. Eine wichtige Aufgabe im Verdauungsvorgang erfüllen Gemüse und Obst durch ihre faserreichen Ballaststoffe, die den Darm zur Tätigkeit anregen. Infolge ihres meist niedrigen Kaloriengehalts bei hohem Sättigungseffekt sind sie besonders für die Abmagerungsdiät geeignet (Ausnahme: Hülsenfrüchte).

Kartoffeln sind, richtig zubereitet, ein wertvolles Nahrungsmittel mit hohem Gehalt an Vitamin C. In der Schale gedünstet verlieren sie ihre Wertstoffe am wenigsten.

Pilze haben einen relativ hohen Anteil an Eiweiß und können dadurch eine Mahlzeit erheblich aufwerten. Allerdings muß auf weitere Ergebnisse der Schadstoffuntersuchungen geachtet werden, da in letzter Zeit mehrfach über hohen Gehalt an giftigen Schwermetallen (Cadmium) berichtet wurde.

Kann man kein Gemüse oder Obst aus biologischem Anbau bekommen, muß besonderer Wert auf die Reinigung gelegt werden. Auf Entfernung der Schale (Obst, Gurken usw.) bzw. Außenblätter (Salat, Kohl) kann dann meist leider nicht verzichtet werden.

Milch und *Milchprodukte* nehmen in einer biologischen Kost breiten Raum ein. Milch ist kein Getränk, sondern ein hochwertiges flüssiges Nahrungsmittel. Sie enthält auch die schon erwähnten lebensnotwendigen Bakterien, die für den Darm von großer Bedeutung sind. So spielen vor allem bestimmte Sauermilchprodukte (Bioghurt, Sanoghurt) in der Symbioselenkung eine wichtige Rolle für die Darmflora. Rohe Milch hat den höchsten Gehalt an Wertstoffen, zumal, wenn sie von gesunden Kühen stammt und nicht pasteurisiert wurde (Vorzugsmilch).

Bei der *Mineralzufuhr* muß das Kochsalz beachtet werden, das in Gemüsen, Früchten und Getreide, besonders auch im Vollreis, enthalten ist. Fertige Nahrungsmittel wie Konserven, aber auch Brot, haben oft einen recht hohen Salzgehalt. Zuviel Kochsalz verdrängt Kalium und Kalzium aus dem Gewebe, es bringt den Mineralhaushalt aus dem Gleichgewicht und bindet Flüssigkeit im Gewebe. Bei einer ausgewogenen biologischen Kost genügt die zusätzliche Gabe von etwa 3 g/Tag, am besten als natürliches Gemisch, wie es sich im Meersalz findet.

Kalk und *Phosphor* sind die Grundsubstanzen der Zähne und des Skelettsystems. Wichtigster Kalziumlieferant ist die Milch neben Feigen, Soja, Nüssen, Sesam, Rettich, Schnittlauch und Radieschen.

Eisen ist ein Baustein des roten Blutfarbstoffs. Es ist enthalten in allen grünen Pflanzen (Spinat, Salat) sowie in Hafer, Roggen, Nüssen, Honig, Eiern und Fleisch. Eisen- und Kalkbedarf sind besonders hoch in der Schwangerschaft und in der Wachstumsperiode, Mangel führt zu Schädigungen von Mutter und Kind.

Jod hat eine Beziehung zur Schilddrüse, bei Verwendung von Meersalz ist eine ausreichende Zufuhr gewährleistet.

Das Problem des *Fluor* wird noch immer heftig diskutiert. Fluor ist in Kartoffeln, Spinat, Meeresfischen und den meisten Quellwässern in ausreichender Menge vorhanden. Eine künstliche Zufuhr ist aus biologischer Sicht abzulehnen, vor allem dann, wenn sie nicht steuerbar ist wie bei einer generellen Fluoridierung des Trinkwassers. Fluor in zu großen Mengen und über längere Zeit genommen kann als Zellgift wirken, indem es die Zellteilung lähmt.

Abschließend ein Wort zu den Genußmitteln. An höchster Stelle der Beliebtheit ist der Kaffee zu nennen. Die Kaffeebohne enthält über 600 verschiedene Substanzen, die bisher noch gar nicht erforscht sind. Das im Kaffee enthaltene Coffein spielt im medizinischen Bereich eine Rolle durch Anregung des Kreislaufs. Diese Wirkung neben dem angenehmen Geschmack wird besonders geschätzt, in vernünftiger Dosierung sind kaum Nachteile zu erwarten. Es ist aber zu beachten, daß die anregende Wirkung nach einer gewissen Zeit nachläßt und von einer Gegenregulation nach etwa zwei Stunden, d.h. verstärkter Ermüdung, gefolgt ist. Bei nervlichen Belastungen, z.B. langen Autofahrten, geistiger Anspannung im Beruf, ist deshalb eine verstärkte Vitaminzufuhr (frisches Obst, Obstsäfte) stets dem Kaffee vorzuziehen. Die Röstprodukte des Kaffees können zu Unverträglichkeitserscheinungen von seiten der Verdauungsorgane führen, spezielle Herstellungsverfahren verbessern die Verträglichkeit (z. B. Idee-Kaffee), während Coffeinentzug (z. B. Kaffee Hag) die Kreislaufwirkung vermindert. Schwarzer Tee hat ähnliche Wirkungen wie der Kaffee, er ist magenverträglicher und kann z. B. bei Durchfallerkrankungen durch seinen kreislaufanregenden Effekt hilfreich sein.

Eine große Zahl der heute weit verbreiteten Getränke ist aus biologischer Sicht ungeeignet. Der hohe Gehalt an denaturiertem Zucker, an aufputschenden Inhaltstoffen bzw. an Chinin (z. B. Tonic water u. ä.) ist vor allem auch für Kinder und Jugendliche von schädlicher Wirkung.

Schließlich sei auch aus naturgemäßer Lebenseinstellung auf die Gefahren des heute fast für unentbehrlich gehaltenen Alkohol-Konsums hingewiesen, auf den wir später noch einmal zurückkommen.

Die Besprechung einer gesunden Ernährung kann nicht abgeschlossen werden ohne Hinweis auf das gründliche Kauen und langsames Essen, beides ist verantwortlich für eine gute Bekömmlichkeit, volle Ausnutzung aller Wertstoffe und eine geregelte Verdauungstätigkeit. Durch den Kauvorgang wird die Nahrung gründlich eingespeichelt, die Fermente des Speichels können ihre Wirkung voll entfalten, hastiges Schlingen dagegen belastet den Magen. Daß ein tadellos funktionierendes Gebiß dazu Voraussetzung ist, wurde bereits erwähnt.

Durch extreme Temperaturen der Nahrungsmittel und Getränke (zu heiß, zu kalt) werden die Schleimhäute geschädigt, für kalte Speisen wird mehr Energie verbraucht, bei Erschöpfung der Energie dürfen diese daher nicht zugeführt werden.

Zusammenfassend müssen wir uns merken:

Alle Nahrungsmittel so natürlich wie möglich genießen! Also: *nicht* künstlich gedüngt, chemisch konserviert, gespritzt, gefärbt, erhitzt. Fette nicht gehärtet, Öle kalt gepreßt. Weißen denaturierten Zucker und daraus hergestellte Produkte (Süßigkeiten, Gebäck, Schokolade, Marmelade, Limonade usw.) meiden. Keine Auszugsmehle, sondern Vollkornprodukte. Frischobst statt Kompott. Kein Mastfleisch, keine Mastfette.
Nahrung schonend zubereiten.
Gründlich kauen! Langsam und in Ruhe essen!

Biologische Vollwertkost – Vorschlag für einen Tagesplan

1. Frühstück: Müsli (Gesamtmenge etwa 2–3 Eßlöffel) bestehend aus frischem Obst je n. Jahreszeit, gerieben, zerkleinert oder gepreßt, Honig, Milch, Butter- oder Sauermilch, Bioghurt oder Fruchtsaft, Voll-

kornflocken oder frisch geschrotetes oder gekeimtes Getreide, Weizenkeime, evtl. Nüsse, Rosinen, Trockenfrüchte.
Vollkornbrot, Butter, Quark, Aufstrich.
Getränk n. Wahl u. Verordnung.
2. Frühstück: 1 Glas Frucht- oder Gemüsesaft, Knäckebrot o. ä., Obst.
Mittagessen: Rohkostvorlage, d.h. rohe Gemüsesalate oder -säfte vor dem Essen.
Fleisch oder Fisch oder Quark oder Eier, Gemüse, Reis, Kartoffeln o. ä.
Frischobst oder Quarkspeise.
Nachmittags: Kaffee, Tee oder anderes Getränk n. Wahl.
Zwieback, Knäckebrot oder Vollkornkeks.
Abendessen: Salat oder Gemüsesaft.
Quark m. Früchten oder als Auflage, Vollkornbrot, Butter, Käse.
Getränk n. Wahl bzw. Verordnung.
Grundregel: Speise morgens wie ein König, abends wie ein Bettler!

Entspannungsverfahren

Inneres Gleichgewicht, Harmonie von Körper und Geist, Ausgewogenheit von Spannung und Ent-Spannung sind die Grundpfeiler eines gesunden Lebens. Unsere Zeit hat diese Fundamente ins Wanken gebracht, jeder ist davon betroffen.

Die Erkenntnis dieses Ungleichgewichts, die Bedrohung durch ein Übermaß an Spannung, läßt viele Menschen nach Abhilfe suchen, nach Techniken, das Entspannen wieder zu erlernen, das Erlebnis des Stillwerdens zu entdecken, um daraus Kräfte zu schöpfen für das Unabänderliche des Alltags, um gesund zu bleiben, aber auch, um sich auf dem inneren, dem geistigen Weg weiter zu entwickeln.

Ein Zuviel an Spannung, Anspannung, Überspannung hat Folgen: psychisch (Nervosität, Mangel an Konzentration, Reizbarkeit), funktionell (Magendruck, Herzklopfen, Engegefühl in der Brust) und schließlich organisch (Magengeschwür, Herzinfarkt). Wir sprechen schließlich von nervlicher und körperlicher Erschöpfung, die den Menschen in seiner Ganzheit beeinträchtigt.

Entspannungsverfahren müssen also vorbeugen und heilen, rechtzeitig angewandt führen sie zu Gelassenheit und bewahren vor Erkrankung, im Krankheitsfall werden sie zur Hilfe, um wieder zu gesunden.

Die Loslösung der Medizin im Abendland vom Religiösen – den »Priesterarzt« gibt es nicht mehr – hat dazu beigetragen, Körper und Seele getrennt zu betrachten und zu behandeln. So kam es auch zur Entwicklung von medizinischen Entspannungstechniken und psychotherapeutischen Verfahren, ja schließlich zur Entwicklung von Geräten, mit denen die Entspannung meßbar wurde (Biofeedback).

Im Gegensatz dazu steht die andersartige Auffassung vom Krankheitsgeschehen in den traditionellen Heilsystemen des Fernen Ostens. Hier wurden schon immer Wege aufgezeigt, um Körper und Geist in Harmonie zu erhalten und weiter zu entfalten, stets in tiefer Verbindung zu den religiösen Wurzeln.

Beide Wege stehen uns heute im Westen offen: die medizinischen, ärztlich zu verordnenden, inzwischen auch wissenschaftlich anerkannten Methoden der Krankengymnastik und der Psychotherapie, aber auch die östlichen Heilsysteme aus dem Yoga und der chinesischen Medizin.

Westliche Verfahren:
Im Rahmen der *Krankengymnastik* gibt es Methoden, das Gefühl für Anspannen und Loslassen der Muskeln wieder bewußt zu machen. Besonders im Schulter-Nacken-Bereich wird deutlich, daß nervliche Konzentration zu muskulärer Verkrampfung führen kann.

Über die *Atmung* führt ein weiterer Weg zur Entspannung. Ein- und Ausatmung, Nehmen und Geben, Aufnehmen und Abgeben, sind in ihrem rhythmischen Zusammenspiel symbolisch für das Auf und Ab in unserem Leben, für Spannung und Entspannung.

Hier kann auch eine Koppelung von Atem- und Psychotherapie einsetzen, indem das Auf und Ab der Atmung mit gedanklichen Vorstellungen verbunden wird (Phasentherapie n. *Dittmar*). Durch den beruhigenden ordnenden Einfluß der Atemphasen wird das Denktraining gelenkt und Einfluß auf die verschiedensten psychosomatischen Störungen genommen.

Neben diesen körperlichen Entspannungsübungen, die immer auch auf die Psyche wirken, hat die Methode der konzentrativen Selbstentspannung, wie sie von Prof. *I. H. Schultz* als *Autogenes Training* (A. T.) entwickelt wurde, heute eine weltweite Anerkennung gefunden und wird den Forderungen des westlichen Menschen in besonderer Weise gerecht. Das A. T. kann in relativ kurzer Zeit erlernt werden. Die einzelnen Übungen dauern nur wenige Minuten, und dennoch bewirkt es eine Ruhigstellung, rasche Erholung, Leistungs- und Konzentrationsverbesserung, Schulung der Selbstbeherrschung, insgesamt eine Umschaltung des Nervensystems auf Entspannung, die auch in den Hirnstromkurven (EEG) zu erkennen ist.

Regelmäßig angewandt führt das A. T. den Menschen zu Gelassenheit, schützt ihn vor den ständigen Belastungen des Alltags und führt ihn aus nervlichen und körperlichen Krisen heraus.

Biofeedback ist eine Technik, mit Hilfe bestimmter Messungen, z. B.

Puls- oder Atemkurven, deren Werte ständig durch akustische oder visuelle Signale wiedergegeben werden, den Zustand von Spannung bzw. Entspannung zu kontrollieren, um allmählich das Gefühl für das Sich-Lösen zu vermitteln. Biofeedback kann das Erlernen des A. T. beschleunigen, aber nicht ersetzen, denn die Apparateabhängigkeit verbietet eine Anwendung zu jeder Zeit, an jedem Ort.

Östliche Verfahren:
Der Buddhismus in Indien und Japan führte über *Yoga* und *Za Zen* zu Übungen der Stille über die Beherrschung des Körpers. Aus dem Taoismus entstand in China die Technik des *Tai Chi Chuan,* in die die verschiedensten philosophischen und religiösen Strömungen, auch der Buddhismus, mit eingeflossen sind.

Die Wahl eines bestimmten Entspannungsverfahrens bleibt der individuellen Entscheidung überlassen. Östliche meditative Praktiken erfordern Zeit und eine Hinwendung zu ihrem philosophischen Hintergrund, wenn sie tiefgreifend wirksam werden sollen. Isoliert man sie von ihrer Basis, wird nur ein Teilaspekt ihrer Möglichkeiten genutzt.

Es ist aber auch durchaus möglich, östliche und westliche Entspannungstechniken zu kombinieren. Oft gibt gerade das A. T. Anstoß zu weiterer Entwicklung der Persönlichkeit, über die Oberstufe führt es zu Selbsterkenntnis und Selbstverwirklichung, wie sie auch im Osten als höchstes Ziel angestrebt wird. Es kann, in den Alltag eingebaut, als »Technik« dazu verhelfen, aktuelles Spannungsübermaß zu verhindern oder abzubauen, in den Mußestunden dagegen überleiten zu Meditation, um zur Stille hinzuführen, das Wesentliche transparent zu machen.

Entspannung tut not – Über-Spannung macht krank.
Laß Dir einmal von einer Krankengymnastin oder Deinem Arzt deutlich machen, was Spannung und Entspannung ist.
Entschließe Dich – noch heute – dazu, ein Entspannungsverfahren, Deiner Neigung entsprechend, zu erlernen.
Sei geduldig, wenn es nicht gleich gelingt, schon der Versuch ist ein Anfang. Jeder Weg beginnt mit dem ersten Schritt.
Suche Dir einen guten Lehrer, der Dir die richtige Technik vermittelt, aus Büchern kannst Du nicht Entspannen lernen.
Nimm das Entspannen in Dein Leben hinein – für immer.

Aktive Gesundheitsvorsorge

Wie schon erwähnt, ist der Mensch in unserem technischen Zeitalter daran gewöhnt, durch regelmäßige Wartung seine Maschinen in Ordnung zu halten, um ihrer reibungslosen Funktion sicher zu sein.

Die Einsicht, daß eine solche »Wartung« für das doch so viel kompliziertere Wesen Mensch genauso wichtig ist, hat sich noch nicht allgemein durchgesetzt.

Vorbeugen ist besser als Heilen – ist eine Überschrift für diese Gedanken, die seit jeher im Mittelpunkt der Naturheilärzte stehen. So wie im alten China die Ärzte nur dafür bezahlt wurden, daß sie ihre Patienten gesund erhielten, so wurde auch bei uns der Vorschlag diskutiert, eine »Gesundheitskasse« zu gründen, die für die Gesunderhaltung bezahlt.

Kleine Störungen, ganz im Beginn erkannt, bedürfen nur einer leichten Kurskorrektur – vielleicht genügt bereits eine Änderung der Lebensweise oder der Ernährung, eine Umstellung der Lebensordnung, wie wir sie schon beschrieben haben.

Aus diesen Überlegungen wird deutlich, wie wichtig regelmäßige Überwachung der Gesundheit ist.

Drei große Gebiete der Medizin wurden in den letzten Jahren besonders herausgestellt für die Vorsorge: die Schwangerschaft, die kindliche Entwicklung und die Krebserkrankung. Durch die wissenschaftliche Forschung hat sich ergeben, daß ein möglichst frühzeitiges Aufdecken von krankhaften Veränderungen auch die größten Heilungschancen bietet.

Eine gesunde naturgemäße Lebensweise in der *Schwangerschaft* ist die Voraussetzung für die natürliche Geburt eines gesunden Kindes.

Regelmäßige Untersuchungen geben Sicherheit und Bestätigung eines normalen Verlaufs und damit innere Ruhe, dem Ereignis der Geburt vertrauensvoll entgegenzusehen.

Als besonders segensreich hat sich die Forschung auf dem Gebiet der *kindlichen Entwicklung* erwiesen. Moderne Untersuchungsverfahren sind heute in der Lage, schon sehr zeitig auch die geringsten Abweichungen festzustellen. Das gilt sowohl für Fehlentwicklungen des Bewegungsapparates und des Nervensystems als auch z.B. für Hör- und Sehstörungen.

Neue Behandlungsmöglichkeiten haben gerade auf diesem Gebiet große Veränderungen gebracht. Rechtzeitig angewandt, bieten sie sogar teilweise die Möglichkeit zu völliger Gesundung, was man noch vor einigen Jahren für völlig unmöglich hielt.

Es kann daher auch an dieser Stelle nicht genug darauf hingewiesen werden, wie ungeheuer wichtig für den ganzen Lebensweg eines Menschen diese regelmäßigen, völlig ungefährlichen Untersuchungen durch einen auf diesem Gebiet erfahrenen Kinderarzt sind. Nur dadurch ist gewährleistet, daß die Kinder rechtzeitig einer geschulten, krankengymnastischen oder Gehör- oder Sehbehandlung zugeführt werden.

Die Vorsorge auf dem Gebiet der *Krebserkrankungen* wird wohl am intensivsten in der Öffentlichkeit diskutiert. Auch hier trifft die Erkenntnis zu, daß die Heilungschancen um so besser sind, je früher die Erkrankung behandelt wird. Auf das notwendige Maß an Untersuchungen kann unter keinen Umständen verzichtet werden, das entspricht auch ganz der Auffassung des Arztes für Naturheilkunde. Nur, über das »notwendige Maß« sollte man sich stets Rechenschaft ablegen und sorgfältig die mögliche Schädigung durch bestimmte eingreifende Untersuchungsverfahren abwägen gegen den Nutzen und die Folgerungen, die aus dem Ergebnis zu ziehen sind. Dies gilt in besonderem Maße für fortgeschrittene Krebserkrankungen, d.h. wenn es für die Therapie nicht von Belang ist, welcher exakt definierte Befund sich entwickelt hat. Es sollte aber auch nicht auf die zusätzlichen Möglichkeiten verzichtet werden, die die Naturheilkunde auf diagnostischem Gebiet bietet.

Eine *jährliche allgemeine Gesundheitsuntersuchung* wird also die besprochenen Gesichtspunkte berücksichtigen und sich außerdem auf den gesamten Zustand richten. Herz- und Kreislauf, Atmungsorgane, Magen-Darm-System und Stoffwechsel sowie die ableitenden Harnwege können durch gezielte Fragen, die körperliche Untersuchung und einige ergänzende Labortests verhältnismäßig rasch überprüft und beurteilt werden. Die gynäkologische Kontrolle (bei Pilleneinnahme halbjährlich) wie auch die Prostatauntersuchung sind jeweils einzubeziehen und von Bedeutung. Ergeben sich Hinweise auf Störungen, werden weitere Untersuchungen notwendig.

Besondere Erwähnung müssen stets die Risikofaktoren finden, um das Gesundheitsbewußtsein zu schärfen. Gerade der naturgemäß eingestellte Arzt wird keine Gelegenheit versäumen, auf die Gefahren von Überernährung, Bewegungsmangel, Nikotin-, Alkohol- und Tablettenmißbrauch hinzuweisen und auch die erbliche Belastung (Zuckerkrankheit) zu berücksichtigen.

Auch das Thema Impfungen sollte bei diesen Routine-Kontrollen nicht fehlen. Dies gilt natürlich besonders für das Kindesalter.

Aus der Sicht des Arztes für Naturheilverfahren wird bei jedem Patienten für jede Impfung sorgfältig Nutzen und Risiko abzuwägen sein. So wird eine routinemäßige jährliche Grippeimpfung bei gesunder Lebensführung und intakter Bakterienflora (s. Symbioselenkung) nicht erforderlich sein, die Impfung gegen Kinderlähmung unter dem Schutz der Symbioselenkung erfolgen, Impfungen mit einzelnen Impfstoffen einer Mehrfachimpfung meistens vorgezogen. Gerade auf diesem Gebiet hat das Wissen des Arztes auf dem neuesten Stand zu sein, da die intensive Forschung und der weltweite Vergleich durch die WHO ständig zu neuen Erkenntnissen führen. Internationale Impfempfehlungen von gestern können heute schon nicht mehr gültig sein, auf bestimmte Impfungen kann verzichtet werden, die man vor einigen Jahren noch für unerläßlich hielt.

In dem der Untersuchung folgenden abschließenden Gespräch können dann die Möglichkeiten einer naturgemäßen Lebensordnung eingehend besprochen, Wahl und Dosierung der einzelnen Maßnahmen festgelegt werden.

> Regelmäßige Untersuchungen in der Schwangerschaft geben die beruhigende Gewißheit, daß bei normalem Verlauf mit einem gesunden Kind gerechnet werden darf. Bei Störungen kann sofort gehandelt werden.
> Nutze die empfohlenen Vorsorgeuntersuchungen für Dein Kind bis ins Schulalter. Du hast die Entscheidung für ein ganzes Menschenleben in der Hand.
> Wähle einen Tag im Jahr für eine gründliche Gesundheitsuntersuchung und die Krebskontrolle. Frage Deinen Arzt, in welcher Form und in welchem Maß Fitnesstraining und Sport für Dich zuträglich sind.
> Führe ein Gesundheitsbuch, in dem alle Befunde gesammelt, Erkrankungen, verordnete Medikamente, Impfungen, Röntgenuntersuchungen usw. notiert werden.

Gesunde Schwangerschaft – natürliche Geburt

Eine der wesentlichsten Aufgaben, die das Leben einer Frau stellt, ist die Geburt eines Kindes. Diese Aufgabe voll und ganz zu bewältigen und zu bestehen, den Höhepunkt im Leben der Frau und des Ehemannes natürlich, bewußt und beglückt zu erleben, ist der Sinn einer inneren und äußeren Vorbereitung auf die Geburt.

Es ist das große Verdienst des englischen Arztes *G. D. Read,* diese Gedanken vor etwa 50 Jahren in den Vordergrund gerückt zu haben, wodurch eine weltweite Veränderung der Einstellung zu dem Geschehen der Menschwerdung, einer Abkehr von unnatürlichen, medikamentösen und technischen Hilfen beim Geburtsvorgang eingeleitet wurde.

Schwangerschaft und Geburt sind nicht Krankheiten, sondern natürliche Vorgänge. *»Was natürlich ist, kann nicht weh tun«,* sagte Read, und auf dieser Erkenntnis basierten seine Überlegungen, daß es vor allem die Angst vor etwas Unbekanntem ist, die Schmerz auslöst.

Ist es nicht ebenso mit anderen Aufgaben, die wir im Leben lösen müssen? Sind wir ahnungslos und unvorbereitet, so bekommen wir Angst und werden Mühe haben, sie zu bewältigen. Haben wir Gelegenheit, uns mit der gestellten Aufgabe innerlich auseinanderzusetzen, ihre Anforderungen gründlich kennenzulernen, zu erfassen, vielleicht schon vorbereitend zu üben, so brauchen wir keine Angst zu haben und werden sie gut bestehen.

Das Bereitsein für die Geburt umfaßt eine Hinwendung im geistig-seelischen Bereich und zugleich Vorbereitung auf das körperliche Geschehen. Positive innere Einstellung, Kenntnis der körperlichen Vorgänge und Schulung des Organismus für die speziellen Aufgaben sind die Voraussetzung für eine natürliche Geburt, der die Mutter ohne Sorgen entgegensehen kann.

Sorge und Angst lösen Spannung aus, die zu Verengung der Blutgefäße und damit zu verminderter Sauerstoffzufuhr führt. Sauerstoffmangel aber zieht Schmerzen nach sich und diese wiederum fördern die Angst. Damit ist der Kreis geschlossen, den es zu durchbrechen gilt. Wissen wir um die Vorgänge bei der Geburt, behebt Entspannung die Angst, Atemübungen vermindern die Sauerstoffnot und der Schmerz wird herabgesetzt. Verminderung der Schmerzen aber führt zu einer Verkürzung des Geburtsverlaufs, weniger, oft keine Medikamente sind erforderlich – keine Schädigung des Kindes –, und die Geburt kann zu einem bewußten, tiefgreifenden natürlichen Erlebnis werden.

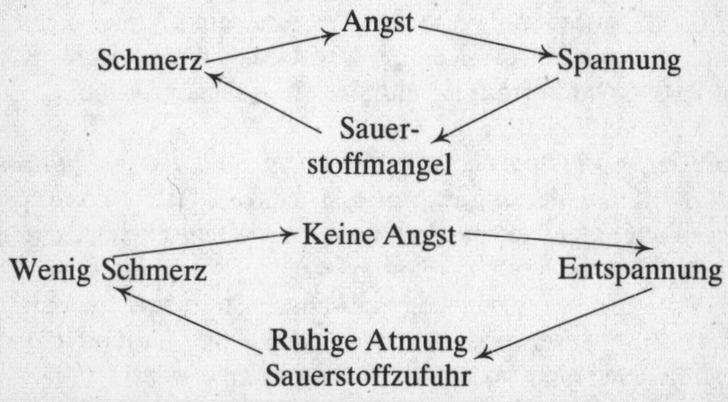

Aus dieser Erkenntnis wird sich die junge Mutter gern einer entsprechenden Vorbereitung unterziehen. Die wichtigsten Grundkenntnisse über die Schwangerschaft und den Vorgang der Geburt sollten sich beide Eltern gemeinsam aneignen. Gezielte Atem-, Entspannungs- und gymnastische Übungen werden in den überall angebotenen Readkursen gelehrt. Naturgemäße Lebensweise und Ernährung aber sind die Voraussetzungen für einen gesunden Verlauf der Schwangerschaft und die Entwicklung eines gesunden Kindes.

Die naturgemäße Lebensführung in der Schwangerschaft kann unter das Motto gestellt werden:

»Ich tue mit Freuden das Beste für mein Kind und mich selbst.« Alle Maßnahmen der Körperpflege, wie sie schon besprochen wurden, sind gerade in der Schwangerschaft besonders sinnvoll.

Trockenbürsten steht am Anfang des morgendlichen Gesundheitsprogramms, dadurch kann der Tendenz zu Kreislaufstörungen und Krampfaderbildung sowie zu Schwangerschaftsstreifen vorgebeugt werden. Anschließendes leichtes *Massieren* mit einem guten Kräuteröl pflegt die Haut. Auch im Bereich der Brust, die stets kalt abgewaschen werden sollte, kann leicht kreisförmig gebürstet, dann geölt werden unter Auslassung der Brustwarze.

Kneippanwendungen der verschiedensten Art sind wohltuend und dürfen angewendet werden, wenn vom Arzt keine Bedenken geäußert werden. Wassertreten und Güsse, auch mehrmals am Tag, wirken entlastend auf die Beine.

Daß die *Darmpflege* in der Schwangerschaft nicht vernachlässigt werden darf, leuchtet ein, wenn man sich darüber klar wird, daß mit dem Wachsen des Kindes eine unmittelbare Beengung der Darmschlingen verbunden ist. Hier hat in erster Linie die Ernährung ihre Bedeutung, aber auch körperliche Betätigung, gezielte Atmung und Gymnastik sowie die intakte Darmflora tragen zur geregelten Darmtätigkeit bei.

Der Tendenz zu Stauungen im Beckenbereich wird am besten durch eine täglich durchgeführte »Kerze« vorgebeugt, die auch die Krampfadern entlastet. Abführmittel sind nur in Ausnahmefällen und nach ärztlicher Verordnung zulässig.

Schwangerschaftsgymnastik, gezielte *Atem-* und *Entspannungsübungen* müssen unter Anleitung erlernt und dann zu Hause konsequent in den Tagesablauf eingebaut werden, damit sie mühelos beherrscht und zu einer selbstverständlichen Gewohnheit werden. Nur dann kann sich die nützliche Wirkung bereits in der Schwangerschaft entfalten und während der Geburt wesentlich zu einem natürlichen Verlauf beitragen. Deshalb sollte auch nicht zu spät damit begonnen werden.

Auch das *Autogene Training* kann wirkungsvoll zum Einsatz kommen. Angst und Spannung werden gelöst, durch formelhafte Vorsatzbildung können zusätzliche Hilfen erarbeitet werden.

Körperliche Bewegung durch Spaziergänge mit Gelegenheit zu Sauerstoffzufuhr, Freude an der Natur und nicht zuletzt guten Gesprächen mit dem Mann dürfen keinen Tag fehlen. Richtiges Schuhwerk ist von größter Wichtigkeit, denn das vermehrte Gewicht und die veränderte Körperhaltung wirken sich unmittelbar auf Beine und Füße aus. Sandalen mit ausgearbeitetem Fußbett im Wechsel mit flachen Laufschuhen werden diesen Belastungen am besten gerecht, die sich auf die gesamte Statik einschließlich der Wirbelsäule auswirken.

Auch *Schwimmen, Sauna* und leichte *Sportarten* können – nach Rücksprache mit dem Arzt – beibehalten werden. Insbesondere von der Sauna ist wissenschaftlich nachgewiesen, daß sie einen günstigen Einfluß auf den Geburtsvorgang hat, abgesehen von der wohltuenden Wirkung auf Kreislauf, Durchblutung, Krampfadern und allgemeines Wohlbefinden. *Sonnenbäder,* sinnvoll dosiert, vermitteln nicht nur ein frohes gesundes Lebensgefühl, sondern dienen auch unmittelbar der Umwandlung der wichtigen Provitamine zum Vitamin D. In den sonnenarmen Wintermonaten können UV-Bestrahlungen (nur UV-A) als Ersatz dienen.

Diese besprochenen Maßnahmen zur Gesunderhaltung tragen wesentlich dazu bei, die Schwangerschaft zu einem frohen natürlichen Erleben werden zu lassen und die Beschwerden in erträglichem Rahmen zu halten.

Gute Lektüre, Musik, positive Gespräche, Begegnungen mit der Natur vertiefen das glückliche Bewußtwerden der Mutterschaft. Darum sollte die junge Mutter wenn möglich seelischen Belastungen und Aufregungen (auch durch Film oder Fernsehen) aus dem Weg gehen und die *Stille* suchen, aus der sie ungeahnte Kräfte schöpfen kann.

Mit der *Ernährung* in der Schwangerschaft werden bereits die ersten Weichen gestellt für das Gedeihen des Kindes. Eine junge Mutter muß »für zwei« essen, lautet eine alte Regel, die durchaus Gültigkeit hat, wenn wir darunter nicht die Quantität, sondern die Qualität verstehen: Die Nahrung muß nämlich alle notwendigen Bausteine für das heranwachsende Kind, aber auch alle wesentlichen Stoffe zur Gesunderhaltung der Mutter enthalten. Eine biologisch vollwertige Ernährung, wie schon erläutert, erfüllt alle Forderungen, die an eine solche Kost zu stellen sind. Die durchschnittliche Gewichtszunahme einer gesunden Mutter beträgt insgesamt etwa 11 kg. In den ersten drei Monaten kommt es kaum zum Anstieg, eher sogar zum Absinken des Gewichts, während in dem zweiten Schwangerschaftsdrittel (4.–6. Monat) ein wöchentlicher Anstieg von 250 bis 400 g die Regel ist, im dritten von etwa 500 g. Wöchentliche Gewichtskontrollen sind daher zu empfehlen, regelmäßige Vorstellung beim Arzt unbedingt notwendig.

Dem gesteigerten Eiweißbedarf (etwa 100 g/Tag) ist Rechnung zu tragen, die gute Bekömmlichkeit und der hohe Kalziumgehalt von Milchprodukten hervorzuheben. Fettarme Kost (tgl. bis 80 g) ist wichtig, um einem unnötigen Gewichtsanstieg vorzubeugen, der die Mutter belastet und die Geburt erschwert.

Gehaltvolle Kohlenhydrate, ungefähr 300–400 g tgl., also Vollgetreideprodukte, und reichlich Frischkost kommen meist auch dem geschmacklichen Bedürfnis in der Schwangerschaft entgegen. Die Zufuhr von Kochsalz muß stark eingeschränkt werden. Kochsalz hält Wasser im Gewebe fest, es kann zu Anschwellungen der Beine, Hände und auch des Gesichtes kommen. Reichliche Verwendung von Küchenkräutern, natürlichen Gewürzen und Hefeextrakten kann das Salz ersetzen, die harntreibende Wirkung von Petersilie genützt werden.

Die täglich zugeführte Flüssigkeitsmenge soll in der Schwangerschaft etwa 1 Liter betragen und zur Hälfte aus Milch, besser Sauermilch (abführende Wirkung) bestehen. Da im Obst ein hoher Prozentsatz an Wasser enthalten ist (durchschnittlich 80%!), muß dies bei der Berechnung der Flüssigkeitszufuhr in den letzten Schwangerschaftsmonaten berücksichtigt werden. Ergibt die Gewichtskontrolle eine zu starke Zunahme, so kann ein Reis- oder Obsttag eingelegt werden.

Reis-Tag: Morgens etwa 200–220 g Vollreis in Wasser körnig kochen. In drei Portionen teilen; morgens und abends kann der Reis mit Obst (Äpfeln, Trauben, Apfelsinen, Pfirsichen), mittags mit Tomaten, Gurken, Erbsen, Pilzen oder Kräutern angerichtet werden. Kein Salz, kein Zucker, kein Fett, keine Getränke!

Obst-Tag: Die Obstmenge, die über den Tag zu verteilen ist, soll 1500 g nicht überschreiten.

Eine goldene Regel sei der Mutter ans Herz gelegt: »Bei allem, was Du Dir zuführst, bedenke, ob Du es auch Deinem neugeborenen Kind zuführen würdest.« Chemische Konservierung und künstliche Farbstoffe müssen gemieden werden, Alkohol und Nikotin sind verboten, auch in der Still-Periode, denn alle Stoffe im mütterlichen Blut können in die Milch übergehen. Die Einnahme von Medikamenten in der Schwangerschaft ist durch die traurigen Erfahrungen mit Contergan in das Blickfeld gerückt worden. Es kann gar nicht vorsichtig genug gehandelt werden, stets ist zu versuchen, mit den unschädlichen Mitteln der Naturheilverfahren auszukommen, die hier eine echte Alternative darstellen, doch kommt es auch auf die Bereitschaft der Mutter an, um des Kindes willen eher Unpäßlichkeiten und Schmerzen zu ertragen.

Zu den Vorbereitungen auf die Geburt gehören auch die Überlegungen, wo die *Entbindung* stattfinden soll. Vertrauensvolle Rücksprache mit dem Arzt, der Leiterin des Readkurses, evtl. auch der Hebamme, aber auch allgemeine Informationen an Entbindungskliniken mit gezielten Fragen können klären, wo eine natürliche Geburt möglich ist, ob der junge Vater mit dabei sein kann und »rooming-in«, d.h. Zusammensein von Mutter und Kind im Wochenbett, verwirklicht wird. Selbstverständlich muß es dem entbindenden Arzt überlassen werden, in schwierigen Situationen mit medikamentösen und technischen Hilfsmitteln einzugreifen, doch sollte die Mutter vorher klar zum Ausdruck bringen, daß sie sich intensiv auf eine natürliche Geburt vorbereitet hat und die Unterstützung von Arzt und Hebamme erbittet, um dies verwirklichen zu können.

In diesem Zusammenhang muß auch das Thema »Hausgeburt« Erwähnung finden, das in jüngster Zeit vermehrt diskutiert wird. Die Sorge vor Komplikationen während der Geburt, aber auch beengte Wohnverhältnisse und Mangel an Helfern haben dazu geführt, daß heute fast alle Entbindungen in der Klinik stattfinden. Daß die Geborgenheit in gewohnter häuslicher Umgebung gerade in dieser entscheidenden Lebenssituation für die ganze Familie ein außerordentlich positiver Faktor ist, unterliegt keinem Zweifel. Genauere weltweite Erhebungen über Vor- und Nachteile, Mütter- und Säuglingssterblichkeit in dem einen wie dem anderen Falle, stehen noch aus. Ärzte und Hebammen für häusliche Entbindungen sind kaum zu finden. Bis sich hier eine mögliche Änderung vollziehen kann, müssen die Bedingungen für die Klinikentbindung so verbessert werden, daß sie die Forderungen nach einer natürlichen Geburt in harmonischer Atmosphäre erfüllen.

Eine sog. »programmierte Geburt«, d.h. künstliche Einleitung der Wehen zu dem errechneten Geburtstermin, aber auch den Verhältnissen des Krankenhauses angepaßt, um aus personellen Gründen Wochenend- und Nachtgeburten zu vermeiden, kann nicht einer naturgemäßen Denkweise entsprechen. Sie ist mit aller Entschiedenheit zu verurteilen, zumal bereits erste Schädigungen gemeldet werden.

Erleichterung des Geburtsvorgangs und Schmerzminderung auf unschädliche Weise kann durch die Akupunktur bewirkt werden, jedoch wird diese Möglichkeit im Westen bisher noch kaum genutzt. Wenn man als Arzt erlebt hat, daß sogar eine Kaiserschnittentbindung nur mit Hilfe der Nadelung ohne weitere Medikamente möglich ist und von der Mutter voll bewußt und ohne Schmerzen miterlebt wird, erkennt man die großen Chancen der chinesischen Medizin, unsere westlichen technischen und operativen Möglichkeiten auf natürliche Weise sinnvoll zu ergänzen. Intensive Forschung sollte gerade auf diesem Gebiet beschleunigt vorangetrieben werden.

Auch die sog. transcutane Nervenstimulation wirkt nach unserer Auffassung über die in der chinesischen Medizin beschriebenen Energieleitbahnen, nach westlichem Denken über die Reflexzonen. Dabei werden Elektroden am Rücken befestigt, die Intensität des durchfließenden Stromes kann von der Mutter bei jeder Wehe den Schmerzen entsprechend selbst reguliert werden, schädliche Nebenwirkungen treten nicht auf.

Es wäre gut, sich nach einer Phase kompliziertester Methoden zur Geburtserleichterung wieder auf einfachere Möglichkeiten zu besinnen, die für Mutter und Kind ohne Gefahr sind, um dem Ziel einer natürlichen Geburt wieder nahezukommen.

Nach den Belastungen und Anstrengungen von Schwangerschaft und Geburt ist das *Wochenbett* für die junge Mutter eine herrliche Zeit der Besinnung und Erholung, in der sie wieder Kräfte sammeln kann und soll. Nur eine Aufgabe hat sie in diesen Tagen zu erfüllen: ihr Kindlein zu ernähren. Die Sorge mancher Frauen, durch das *Stillen* der Figur zu schaden, ist völlig unbegründet, im Gegenteil, das feine Zusammenspiel aller Hormonfunktionen ist ganz auf den Vorgang der Milchsekretion abgestimmt und führt gerade dadurch eine Rückbildung der Unterleibsorgane und allgemeine Normalisierung herbei. Abgesehen davon ist der kosmetische Gesichtspunkt gegenüber der Beglückung durch das Stillen für die Mutter von völlig untergeordneter Bedeutung.

Die Wichtigkeit des Hautkontaktes von Mutter und Kind gerade in der allerersten Zeit wird von psychologischer Seite besonders betont, dies führte auch zu der Überlegung, das Kind unmittelbar nach der Geburt auf den Bauch der Mutter zu legen *(Leboyer)*.

Die ersten stillen Tage nach der Geburt sind für Mutter und Kind in gleichem Maße wichtig, müssen sie es doch beide lernen: die Mutter das Stillen, das Kind richtig zu trinken. Unter erfahrener Anleitung durch die Schwester oder die Hebamme wird das Kindlein angelegt. Oft dauert es eine Weile und bedarf immer wieder neuer Versuche, bis der kleine Erdenbürger seine Aufgabe begriffen hat – hier darf die Mutter auf keinen Fall die Geduld verlieren. Nur sie allein kann ihrem Kind die beste Nahrung geben[12a].

Je öfter das Kind angelegt wird und je mehr es trinkt, um so mehr Milch wird in der Brust gebildet. Entgegen alter Regel kann es daher manchmal nötig sein, öfter, evtl. auch nachts anzulegen, bis sich Produktion und Bedarf eingespielt haben.

Die Bequemlichkeit des Fläschchens für Klinikpersonal und Kind darf nicht dazu verführen, zu früh in den Bemühungen um das Stillen nachzulassen.

Milchbildungstee, Bindegewebsmassage, aber auch Akupunktur können neben Entspannungsübungen wesentlich dazu beitragen, das Stillen zu fördern und nervliche Auswirkungen, z.B. durch das Nachhausekommen aus der Klinik, zu überbrücken, das fast stets kurzfristig mit einer Verminderung der Milchsekretion verbunden ist. Ist trotz aller Bemühungen das Stillen nicht oder nur teilweise möglich, wird mit künstlicher Ernährung begonnen. Beruht sie auf den Grundsätzen der lebendigen biologischen Vollwertkost (z.B. Vollkornschleim, Vorzugsmilch und Honig), so braucht sich die Mutter keine Sorgen um das

Gedeihen ihres Kindes zu machen. Daß einem selbst zubereiteten Gemüse- oder Obstbrei aus einwandfreien Zutaten (biologischer Anbau) gegenüber dem Gläschen mit Babynahrung aus der Fabrik (man denke an die Östrogen-Bestandteil-Affäre) ein wesentlich höherer Stellenwert zukommt, bedarf keiner weiteren Erläuterung.

Zusammenfassend mögen wir erkennen, daß auch in unserem technischen Zeitalter Schwangerschaft und Geburt natürliche Vorgänge geblieben sind, und daß unsere vornehmste Aufgabe nur darin bestehen kann, uns dessen bewußt zu sein und gemäß den Grundregeln einer naturgemäßen Lebensweise zu handeln.

Schwangerschaft und Geburt sind natürliche Vorgänge und nicht Krankheiten.
Die Geburt eines Kindes ist eine der wesentlichsten Aufgaben, die das Leben stellt, deshalb muß man sich innerlich und äußerlich darauf vorbereiten.
Grundkenntnisse über die biologischen Vorgänge in Schwangerschaft und Geburt sowie gezielte Atem-, Entspannungs- und gymnastische Übungen sind die Voraussetzung für eine schmerzarme Geburt ohne Angst, naturgemäße Lebensweise und Ernährung die Basis für Wohlbefinden der Mutter und eine gesunde Entwicklung des Kindes.
Eine natürliche Geburt, die beide Eltern gemeinsam und voll bewußt erleben, gehört zu den tiefsten und beglückendsten Erfahrungen in einer Ehe.
Muttermilch ist und bleibt die beste Nahrung für das Kind. Stillen heißt auch Still-Werden für Mutter und Kind.

Gesund alt werden

Alt werden an Jahren, aber innerlich – und wenn möglich auch äußerlich – jung bleiben, ist ein Wunsch, der uns alle erfüllt. Wie können wir dazu beitragen, daß er sich verwirklichen läßt?

Unsere modernen Errungenschaften, besonders auch auf medizinischem Gebiet, haben dazu geführt, daß die mittlere Lebenserwartung heute bei über 70 Jahren liegt, während sie um 1900 nur etwa 45 Jahre betrug. Das ist eine gewaltige Veränderung, die sich in den verschiedensten Bereichen auswirkt sowohl für den einzelnen als auch für die Gemeinschaft.

Wenn es wirklich eine positive Entwicklung sein soll, muß eine verantwortungsbewußte Haltung nicht zuerst vom Staat, sondern vor allen Dingen von jedem einzelnen gefordert werden. Sich selbst für seinen eigenen Gesundheitszustand verantwortlich fühlen aber heißt, gesund – naturgemäß – leben.

Mit dem Alter, dem Altern, beschäftigt sich die medizinische Forschung erst seit einigen Jahren, und zwar sowohl in bezug auf die körperlichen Funktionen als auch auf die geistige Leistungsfähigkeit.

Betrachten wir zunächst die körperlichen Funktionen: Hier beginnt bereits die Schwierigkeit mit der Definition. Wann beginnt das Altern? Es ist ein relativer Begriff, oft noch durch vorgefaßte Meinungen beeinflußt: Man rechnet einfach damit – und wartet förmlich darauf –, daß die Glieder steifer werden, die Blutgefäße verkalken, Augen und Ohren nachlassen usw. Muß das wirklich so sein? Kennen wir nicht genügend Beispiele berühmter Leute, die noch in hohem Alter große Wanderungen bewältigen, hohe Berge besteigen, schwimmen, Tennis spielen, reiten, Gymnastik oder Yogaübungen machen?

Und die geistige Leistungsfähigkeit? Auch hier erwartet man das Nachlassen, den Abbau, obwohl man Politiker, Künstler und Geisteswissenschaftler kennt, die bis ins Greisenalter geistig aktiv sind, man denke nur an *Einstein, Adenauer, Picasso, Albert Schweitzer, Elly Ney*.

Wo liegt das große Geheimnis, alt zu werden und doch jung zu bleiben?

Körper und Seele in ihrer untrennbaren Einheit sind von dem natürlichen Prozeß des Alterns betroffen, der sich über das ganze Menschenleben erstreckt. Eine naturgemäße Lebensweise, das können wir auch bei manchen Naturvölkern sehen, kann verhindern, daß dieser Prozeß unnatürlich wird, daß durch äußere Einflüsse (Umweltgifte, Technik, Streß) Vergiftungen, Verschleißerscheinungen und psychische Veränderungen auftreten, ein vorzeitiges mit Krankheiten belastetes Altern sich einstellt.

Wenn wir auch unserer Umwelt nicht entfliehen können, so brauchen wir doch nicht tatenlos stillzuhalten und die Gegebenheiten hinzunehmen.

Sinnvolle Ernährung, gesunde naturgemäße Lebensführung sind auch im Alter die wichtigsten Faktoren der Lebensordnung, wie wir sie schon besprochen haben, und bedürfen jetzt nur weniger Worte.

Eine *Altersdiät* aus naturgemäßer Sicht muß biologisch vollwertig sein und genügend Eiweiß enthalten. Der Eiweißbedarf kann im Alter besonders gut durch Pflanzen- und Milcheiweiß gedeckt werden, das leichter bekömmlich und verdaulich ist. Mehrere kleine Mahlzeiten und genügend Ballaststoffe (Vollkornprodukte, Kleie, Gemüse) wirken der Darmträgheit entgegen, ebenso wie gründliches Kauen, das eine intakte gutsitzende Prothese voraussetzt, auf die gerade im Alter besonders zu achten ist. Neigung zu erhöhten Blutfett-, Cholesterin-,

Harnsäure- oder Zuckerwerten muß den Diätanweisungen des Arztes entsprechend ganz besonders sorgfältig berücksichtigt werden, da sich Stoffwechselentgleisungen sofort auf das ganze Befinden auswirken und zu zahlreichen weiteren krankhaften Störungen führen können.

Die naturgemäße *Lebensführung* hat sich den veränderten Umständen im höheren Lebensalter flexibel anzupassen. Durch den plötzlichen Mangel an Aufgaben und Pflichten ist das seelische Gleichgewicht gefährdet. Dies zu erkennen und sich entsprechend darauf einzustellen, ist von großer Bedeutung. Es heißt, gerade jetzt, auch wenn es eigentlich gar nicht nötig zu sein scheint, einen gewissen Lebensrhythmus einzuhalten, die täglichen Verrichtungen nach einem Zeitplan durchzuführen. Dabei dürfen die Körperpflegemaßnahmen nun besonders viel Zeit beanspruchen, Spaziergänge ausgedehnt, Entspannungsübungen vertieft und verlängert werden. Sorgfältige Zubereitung der Mahlzeiten, ein nett gedeckter Tisch, auch oder gerade wenn man alleinsteht, und Muße zum Essen tragen zum Wohlbefinden wesentlich bei. Allgemeine Vernachlässigung, auch des Äußeren, führt schnell zu Mißstimmung und Depressionen.

Nicht nur körperlich, sondern auch geistig muß man in Schwung, im Training, bleiben. Während die körperlichen Übungen dem Allgemeinzustand angepaßt und vielleicht auch allmählich etwas reduziert werden müssen, kann das geistige Training nicht intensiv genug sein. Gerade hier hat die moderne Forschung eindeutig erwiesen, daß es im Alter keine Begrenzung der Leistungsfähigkeit geben muß, daß es aber von großer Bedeutung ist, sich zu fordern, aktiv zu sein. Passivität dagegen, z.B. durch Fernsehen oder Radio, führt zum Nachlassen der geistigen Frische und Produktivität. Auch im hohen Alter kann das Autogene Training noch erlernt und zur Verbesserung der Konzentration und Merkfähigkeit herangezogen werden. Die psychische Einstellung zum Altwerden, zur Krankheit, zum Leiden, kann über die sog. formelhafte Vorsatzbildung positiv beeinflußt werden.

Eine zentrale Rolle spielt bei dem Prozeß des Alterns offenbar der Sauerstoff. Intensive körperliche Bewegung ist in der Lage, das natürliche Absinken der Sauerstoff-Werte im Blut (pO_2) hintanzuhalten. Körperliche und geistige Frische sind die Folge.

Ist der ältere Mensch durch Bewegungsbehinderung nicht mehr in der Lage, diesen Bedarf durch eigene Aktivität zu decken, so kann der Sauerstoff durch eine Behandlung zugeführt werden. Kombination mit bestimmten Vitaminen, Zellextrakten und durchblutungsanregenden Medikamenten unterstützt diesen Prozeß. Die Ergebnisse langjähriger Forschung auf diesem Gebiet (Prof. *von Ardenne*) berechtigen zu der Hoffnung, hierdurch wirklich an der Wurzel des Alterungsprozesses, nämlich der Sauerstoffverarmung im Gewebe, wirksam und anhaltend eingreifen zu können.

Schließlich sei erwähnt, daß durch ausreichende Vitaminzufuhr, Zelltherapie, Procain- und Ginsengpräparate günstige Wirkungen beobachtet werden, die jedoch aus der Sicht der Wissenschaft noch nicht exakt zu beweisen sind.

Die regelmäßige ärztliche Gesundheitsüberwachung gewinnt gerade im höheren Alter an Bedeutung. Dies bedarf wohl keiner näheren Erläuterung. Genaue Anweisungen über die Art und das Ausmaß von Bewegungstraining und Sport, Wasseranwendungen und Ernährung stehen hier im Mittelpunkt der ärztlichen Beratung. Aber auch Kurempfehlungen und die Wahl der Reiseziele sollten besprochen werden, Fehler können sich hier oft nachteilig auswirken. Medikamentöse Hilfen wird der Hausarzt dem Befund und seinen Erfahrungen entsprechend empfehlen und einsetzen.

Um gesund alt zu werden, muß man gesund leben.
Bleibe körperlich und geistig im Training.
Achte auf eine vollwertige Kost mit genügend Ballaststoffen.
Nutze die Möglichkeiten der biologischen Medizin, die entsprechend der modernen Forschung die Gesunderhaltung im Alter unterstützen: Sauerstoff-Mehrschritt-Therapie, Procain, Zelltherapie, Ginseng.

Ein Tag für die Gesundheit

Wie könnte er aussehen? Welcher Tag soll es sein? Ein Arbeitstag, ein Samstag oder der Sonntag?

Diese Fragen muß jeder, der damit einen Anfang machen will, gesünder zu leben, für sich selbst beantworten und dann danach handeln.

Wir wollen als Beispiel den Tag beschreiben mit all den Möglichkeiten, die eine naturgemäße Lebensführung bietet. Es soll ein Arbeitstag sein, denn wir wollen keine Maßnahmen besprechen, die viel Zeit erfordern. Das Wochenende oder einen Nachmittag können wir für solche Betätigungen wählen, die nicht täglich möglich sind, wie Wanderungen, sportliche Aktivitäten, vielleicht auch Sauna.

Doch nun klingelt der Wecker – ein Viertelstündchen früher als sonst, damit das Gesundheitsprogramm nicht Hast auslöst.

Herr *G.* (»Gesund«) steht auf, öffnet das Fenster und genießt die frische Morgenluft. Eine Bürste liegt bereit, erste Tätigkeit: das Trokkenbürsten. Nach einem Kurzprogramm mit dem Bali-Gerät geht es zum Radio, die Gymnastikplatte wird aufgelegt. Ein fröhliches Training beginnt. Nach einigen gymnastischen Übungen geht's weiter mit dem Dauerlauf auf der Stelle oder durchs Zimmer. Diese einfache Möglichkeit, den Kreislauf gezielt zu fordern, sollte viel mehr genutzt werden. Je nachdem wie es der Hausarzt erlaubt, darf dabei eine Pulsbeschleunigung erreicht werden, die ganz dem Alter und dem Gesundheitszustand angepaßt werden kann. Natürlich macht's mit Musik mehr Spaß, ganz besonders, wenn noch mehrere Familienmitglieder mittun oder man sogar eine kleine Runde durch den eigenen Garten drehen kann, vielleicht zum Schluß noch durch den Tau der Wiese.

Zehn Minuten etwa bis jetzt hat Herr G. gebraucht, nun geht er ins Bad, wo neben der morgendlichen Reinigung noch Zeit bleibt für eine kleine Kneippanwendung, am besten für einen Wechselguß.

Inzwischen steht das Frühstück bereit, das alle wichtigen Vitalstoffe für unseren Organismus enthalten muß. Ganz wichtig ist die Muße beim Frühstück, denn in dieser ruhigen halben Stunde kann man Kraft sammeln und sich vorbereiten für den langen Arbeitstag.

Herr G. steht auf – aber noch verläßt er nicht das Haus. Er beherrscht nämlich das Autogene Training, das er vor Jahren bei einer Kur erlernte, und so zieht er sich noch einmal für wenige Minuten zurück, um diese so wirkungsvolle Entspannungsbehandlung durchzuführen. Sie verhilft auch dazu, sich geistig auf den Tag einzustimmen, damit er uns nicht wie ein unabänderliches Geschehen in seinen Sog zieht, sondern wir uns die Möglichkeit bewahren, das Wesentliche nicht aus den Augen zu verlieren, den Sinn unseres Tuns. – Doch dann ist es wirklich Zeit, es geht zur Arbeit.

Oder gibt es hier auch noch ungenutzte Möglichkeiten? Vielleicht ein Stück zu Fuß oder mit dem Rad – ließe sich nicht eine Lösung verwirklichen?

Herr G. ist gesundheitsbewußt geworden – das merken auch seine Mitarbeiter. In der Pause erzählt er von seinem Versuch, etwas zu verändern in seiner Lebensordnung. Vielleicht gibt es auch im Betrieb Gelegenheit, gesünder zu leben? Kann man nicht für bessere Luft sorgen, für die richtige Sitz- und Arbeitshaltung, sitzende Tätigkeiten gelegentlich durch einige gymnastische Übungen unterbrechen, wie es zum Beispiel die Japaner in den Fabriken und Großbüros tun, wenige Minuten für eine Entspannungsübung erübrigen? Könnte man Einfluß nehmen auf das Kantinenessen? Und das Betriebsklima? Ein freundliches Wort, ein wenig mehr Hilfsbereitschaft, Fröhlichkeit – stehen sie nicht auch auf dem Programm?

Ein so bewußt gelebter Arbeitstag wird viel schneller vergehen, weniger Ärger bringen, weniger Streß, ja, sogar Freude, die man mit nach Hause nehmen kann.

Zu Hause erinnert sich Herr G. an jenen Rat seines Kurarztes: »Erst einmal abschalten« – durch die Umschaltung mit Hilfe des Autogenen Trainings und nicht durch Anschalten des Fernsehapparats! Er zieht sich für eine kleine Weile zurück, Frau und Kinder respektieren es, denn sie praktizieren das Autogene Training ja ebenfalls, jeder zu der seinem Rhythmus entsprechenden Zeit. Und alle haben immer wieder erfahren, daß man sich nach der Übung erfrischt fühlt.

So wird der Feierabend genutzt, und Gemeinsamkeit sollte dabei besonders wichtig sein. Ein Spaziergang, Radfahren, Federball, vielleicht Rollschuhlaufen bringen den nötigen Ausgleich zu sitzender Tätigkeit durch körperliche Bewegung an der Luft, aber auch Schwimmen oder Sauna kann als »Familienunternehmen« viel Freude bringen.

Nach einer leichten Abendmahlzeit kann ein gemeinsames Spiel oder das Vorlesen aus einem Buch den Tag in der Familie ausklingen lassen. Die Kinder werden es genießen, wenn hierfür Zeit geblieben ist.

Steht man allein, so sollte man sich für die Aktivitäten nach Dienstschluß einen »Gleichgesinnten« suchen. Eine feste Vereinbarung für einen bestimmten Tag fördert die konsequente Einhaltung des gesunden Programms. Damit sind wir bei einem außerordentlich wichtigen Punkt: Nur die Regelmäßigkeit bringt Erfolg. Hin und wieder mal ein Spaziergang oder Schwimmen ohne feste Planung werden schnell zu seltenen Ereignissen, denen »wichtigere« Dinge vorgeschoben (vorgezogen) werden können.

Herr G. ist müde, das kann nach diesem ausgefüllten Tag nicht anders sein. Und dennoch, wird er schlafen können? Er wird nun nicht in seine Nachttischschublade greifen, um »vorbeugend« etwas einzunehmen, sondern versuchen, auf natürliche Weise einen guten Schlaf herbeizuführen. Der abendliche Spaziergang, ein besinnliches Buch, etwas gute Musik, eine entsprechende Kneipp-Anwendung und wieder das Autogene Training werden dabei ebenso nützlich sein wie das körpergerechte Bett und die ausreichende Frischluft im Schlafzimmer.

Herr G. überdenkt noch einmal seinen »gesunden Tag«, an dem er versucht hat, die Grundvoraussetzung für eine naturgemäße Lebensordnung zu erfüllen. Sie lautet:

Beginne den Tag mit einem kleinen Programm für Kreislauf und Fitness (Trockenbürsten, Gymnastik und Laufen, Kneippanwendung).
Achte auf eine gesunde Vollwertkost.
Nutze jede Gelegenheit zu körperlicher Bewegung.
Schalte Entspannungsübungen in den angespannten Tagesablauf ein (Autogenes Training).
Gewöhne Dich an regelmäßige fest eingeplante Gesundheitsaktivitäten mit der Familie, Freunden, Gleichgesinnten (Wandern, Sport, Schwimmen, Sauna).
Beende den Tag bewußt. Sei wählerisch in der Wahl der Lektüre, beim Fernsehen, mit der Musik.
Nutze die Zeit für das Wesentliche.

3. Gesund werden

Es gibt Erkrankungen, die sich durch bestimmte Symptome und Befunde genau beschreiben und benennen lassen, wie etwa Gelenkrheumatismus, Herzschwäche, hoher Blutdruck, Zuckerkrankheit usw. Auf einer solchen Diagnose baut sich dann eine entsprechende Behandlung auf. Geht man aber einen Schritt weiter – oder besser zurück – und fragt nach den Ursachen dieser Erkrankungen, wird es schon schwieriger. Und doch lohnt ein Forschen nach den Entstehungsgründen, denn oftmals liegt hier die Möglichkeit eines therapeutischen Ansatzes. Es gelingt selten, die tieferen Wurzeln einer Krankheit zu erfassen. Spricht man von Disposition, Anfälligkeit, Veranlagung oder körperlichen Schwächen, wird der Einsatz von Hilfen problematisch, insbesondere weil mit diesen allgemeinen Definitionen wenig anzufangen und auf den ersten Blick auch daran kaum etwas zu ändern ist.

Nun hilft uns ein Umstand, der eine tiefergreifende Aufschlüsselung der Entstehungsursachen oftmals gar nicht notwendig macht. Der gesunde Körper besitzt eine natürliche Abwehrkraft gegen alles ihn Krankmachende. Die Abwehrstärke ist Ausdruck des Lebendigen und ein Teil dessen, was wir als Vitalität, Energie oder Lebenskraft bezeichnen. In Zahlen, Formeln und Meßwerten lassen sich diese abstrakten Begriffe nicht erfassen, und darum kann eine labortechnisch analytisch ausgerichtete Diagnostik hiermit auch nichts anfangen.

Von diesem Grundgedanken her baut aber die biologische Medizin in fast allen Fällen ihre Heilverfahren auf. Sie versucht, die Widerstandskräfte des Körpers zu aktivieren, die Selbstheilkräfte anzuregen, die Auswirkungen ungünstiger Veranlagung möglichst gering zu halten. Eine Medizin ohne diese Selbsthilfe des Körpers wäre gar nicht denkbar. Auch der Chirurg rechnet nach seinem Eingriff mit der Eigenheilung, jeder Knochenbruch benötigt zur Stabilisierung diese Kräfte. Man kalkuliert sie wie selbstverständlich in alle medizinischen Techniken ein, doch zu ihrer Intensivierung und ihrer Unterstützung tut man praktisch nichts. Oft werden sogar im Gegensinne durch entzündungshemmende, desinfizierende und dämpfende Arzneien diese Heilkräfte in ihrer Wirksamkeit gebremst.

Daß eine Ernährung mit vitalstoffreichen Bestandteilen wesentlich bei der Heilung einer Krankheit mithelfen kann, wird kaum beachtet. Hier wäre speziell an der Krankenhausdiät noch viel zu ändern. Die sog. Normalkost müßte eine frischkostreiche Vollwerternährung werden. Ein wesentlicher Beitrag zur Stärkung der Eigenheilkräfte des Kranken wäre damit geleistet.

Ein Wort aber an dieser Stelle noch zu einer ebenso schwer bestimmbaren Situation des Patienten, seiner nervlich seelischen Verfassung. Wir alle wissen, wie sehr unser Lebensgefühl, wie entscheidend die positive Grundstimmung des Kranken zur Wiedergenesung beitragen kann. Mehr noch, bei mangelndem Genesungswillen – beispielsweise aus tiefer Depression oder bei fehlender Sinn-Einsicht für ein Weiterleben – kann jede medizinische Hilfe wirkungslos sein. Hier ist der Arzt gerufen, aus dem Grund religiöser transzendentaler Kraft, wie sie früher dem priesterlichen Arzt vertraut war, dem Kranken Hilfe zu geben.

Eine echte Heilkunde muß sich wieder mehr auf diese immanenten Heilkräfte besinnen, sie einbeziehen in den Behandlungsplan zur Unterstützung der Gesundung. Diese Ordnungskräfte sind aber nicht über eine Apotheke zu beziehen. Hier wird die führende Behandlung des Arztes wirksam, der aus der Erkenntnis der tiefen Bedeutung eines harmonischen körperlich-seelischen Gleichgewichtes diese naturgegebenen Hilfen einzusetzen versteht.

Infektanfälligkeit und Erkältungskrankheiten

Diese Krankheiten sind, wir sagten es schon, keine Seltenheit, sondern überaus häufig in der Praxis des Naturheilarztes. Immer wiederkehrende Erkältungen mit und ohne Fieber, oft mit Bronchitis, Halsentzündungen oder Kieferhöhlenvereiterungen verbunden, haben den Patienten von Arzt zu Arzt geführt. Sie sind Zeichen einer Abwehrschwäche des Organismus. Das Kind, das nach jedem Schwimmen seinen Schnupfen bekommt, ist ein Beispiel hierfür. Der hin und wieder auftretende »klassische« Schnupfen – so zwei- bis dreimal im Jahr – oder auch eine Erkältungskrankheit, die durch Fieber die körpereigene Abwehr aufbaut, ist hier nicht gemeint. Sie sind nicht eigentlich behandlungsbedürftig und eher positiv zu werten.

Das infektanfällige Kind ist meist blaß, antriebsschwach, unkonzentriert – halt so wie es im »Fall» Jürgen beschrieben ist. Aber auch bei Erwachsenen kann man diese Erkältungserscheinungen finden. Fehler in der Lebensführung, vorausgegangene antibakterielle Behandlungen mit ihren Folgen auf die Mikroflora – über die noch ausführlicher zu berichten sein wird – sind in vielen Fällen die Ursache. Unbemerkt beeinträchtigt u. U. ein sog. »Herd« die Infektabwehrfähigkeit des Organismus.

Die große Bedeutung des sog. *Herdgeschehens* erfordert ein ausführliches Eingehen auf diesen Begriff. Wissenschaftlich (nach *Siegmund*) ist ein Herd definiert als »eine abwegige lokale Veränderung im Organismus, welche über ihre nächste Umgebung hinaus eine pathologische (krankmachende) Fernwirkung auslöst«.

Diese Fernwirkung bezieht sich auf Einflüsse, die über den Blut-, Lymph- und Nervenweg wirksam werden. Die Arbeiten von *Pischinger* über das »System der Grundregulation« haben zu diesem Thema entscheidende grundlagen-wissenschaftliche Erkenntnisse gebracht. Die neueren Forschungsergebnisse über die Wirkung der Überträgerstoffe bei Nervenreizung, der sog. Transmitter, oder die erweiterten Kenntnisse der Immundiagnostik werden in der Lage sein, weitere Erklärungen zu der zur Zeit noch umstrittenen Wertigkeit eines Herdes zu liefern.

Konkret: Was ist nun unter einem Herd zu verstehen? Jede bemerkt oder unbemerkt ablaufende Entzündung, lokale Reizung, chemische Einwirkung oder Narbenbildung kann zu einem Herd werden. Die körpereigene Abwehr wird in den meisten Fällen, oder bis zu einem gewissen Grade, solche Herde in Schach halten. Sie reagiert mit einer Vermehrung der weißen Blutkörperchen, baut einen bindegewebigen Schutzwall um den örtlichen Herd oder versucht, die schädlichen Giftstoffe über die Ausleitungsorgane Darm, Nieren, Galle und Haut auszuscheiden. Welche Mechanismen gegen die über die Nervenbahnen geleiteten Störfeldimpulse im Sinne einer körpereigenen Abwehr in Gang gesetzt werden, ist noch nicht bekannt. Die große Bedeutung der ständigen Beanspruchung dieser Selbstheilkräfte ist vor allem den Naturheilärzten vertraut. Sie sind bemüht, neben der Stärkung der körpereigenen Abwehr – wo eben möglich – diese Herde auszuschalten.

Welche Herde sind nun von besonderer Bedeutung? An erster Stelle sind hier die Zahnherde zu nennen. Praktisch kann jeder nervtote Zahn als latenter Herd angesehen werden. Eine Entzündung oder die Öffnung der Zahnwurzel durch den Zahnarzt läßt Bakterien in den Pulparaum eintreten, und die Millionen feinster Dentinkanälchen können auch durch eingeführte Desinfektionsmittel nicht keimfrei gemacht werden. Schmerzen am Zahn kann es als Warnzeichen nicht mehr geben. Der Nerv ist ja entfernt oder tot. In vielen Fällen wird man nach einer gewissen Zeit auf dem Röntgenbild an der Spitze der Zahnruine ein sog. Granulom im Knochen sehen können: Reaktion des Körpers, den entstandenen Herd in Schach zu halten. In vielen Fällen gelingt es dem Organismus, diesen Herd fernwirkungslos zu halten. Oftmals jedoch nur für eine gewisse Zeit, nämlich so lange, bis eine Überforderung der Abwehr, beispielsweise durch eine Zweiterkrankung, das jetzt aktive

Störfeld wirksam werden läßt. Nun haben die Entzündungsgifte und Bakterien direkten Zugang zur Blutbahn.

Ein Zahn, dessen Wurzel nicht mehr erhalten werden kann, sollte extrahiert werden, spätestens dann, wenn sich eine Erkrankung einstellt, die auf Herdwirkung zurückgeführt werden kann. Auch die Wurzelspitzen-Resektion zur Erhaltung eines Zahnrestes sollte unter diesen Gesichtspunkten, nur in Ausnahmefällen und sehr kritisch in Erwägung gezogen werden.

Zum Thema Zahnsanierung gehören noch weitere Überlegungen und Erkenntnisse, die uns vor allem durch die Elektroakupunktur-Diagnostik bewußt geworden sind. Das zahnärztliche Sanierungsmaterial – hier vor allem das Silberamalgam – kann für den Körper eine Belastung bedeuten. Es wirkt chemisch toxisch, indem feinste Giftmengen in den Körper gelangen, und es kann allergische Reaktionen unterhalten oder auslösen. Wenn verschiedene Metallarten, z.B. Gold und Amalgam, nebeneinander verwandt werden, führen feinste Störströme zu Nervenreizen. Diese elektrischen Ströme sind meßbar. Ihr Nachweis bei Neuralgien, Kopfschmerzen, Hör- oder Gleichgewichtsstörungen sollte Veranlassung sein zu einer Änderung. Meist muß das Amalgam durch Gold ersetzt werden.

Als Herde kommen aber auch noch andere Störfelder in Frage. Nach den Zähnen werden oft die Rachenmandeln verdächtigt. Sie sind der Betrachtung gut zugängig und sehen vor allen Dingen bei Kindern auf den ersten Blick oft beängstigend groß aus.

Die Mandeln gehören zu einem System der Abwehr, den Lymphdrüsen. Im Körper sind diese Lymphknoten als Filterstationen überall zu finden, vor allem im Nasen-Rachen-Raum, im Nackenbereich und eingebaut in die Lymphbahnen des Halses. Wir finden sie in den Achselhöhlen und Ellbeugen, im Bauchraum und Brustkorb, in den Leistenbeugen, kurz, überall dort, wo Abfang- und Filterstationen in den Lymphabflußgebieten nützlich sind. Vergrößerungen der Drüsen sind dann Anlaß, einen Arzt aufzusuchen, um gegen die »Anschwellungen« etwas zu tun. Müttern sind diese Beobachtungen eine beunruhigende Erscheinung. Es gibt aber auch eigene Erkrankungen der Lymphknoten, Systemerkrankungen spezieller und spezifischer Natur (z.B. Tuberkulose, Leukämie usw.). Von denen soll hier nicht gesprochen werden. Es ist von der Reaktion des Lymphsystems auf eine meist bakterientoxische Wirkung die Rede.

Diese kann sich bei Mandelentzündungen, Nasennebenhöhlenvereiterungen und Zahnfleischentzündungen einstellen. Sie ist ein Zeichen natürlicher Abwehr. In diese sind auch die Gaumenmandeln (Tonsillen) mit einbezogen. Sie gehören zu einem Ring von Abwehrstationen, dem Walldeyerschen Rachenring, zu dem wir auch die Rachen- und Zungenmandeln zählen. Dieser »Polizeikordon« ist nicht nur eine Abwehrsperre gegen Krankheitserreger, sondern selbst aktiv an der Produktion von Antikörpern gegen Viren und Bakterien beteiligt.

Die Mandeln sind wie ein Schwamm gebaut und können normalerweise ihre Entzündungsstoffe und Beläge in den Rachenraum abstoßen. Erst nach Vernarbung ihrer Oberfläche infolge wiederholter Entzündungen versagt diese Selbstreinigung, und die Bakterien und Entzündungsgifte gelangen direkt in die Blut- und Lymphbahnen. In solchen Fällen werden chronisch entzündete oder vernarbte Mandeln zum Herd mit seinen Folgen wie Herz-, Nieren- oder Gelenkerkrankungen. Erst dann muß ein operativer Eingriff (Tonsillektomie) erwogen werden, wobei man in Kauf nimmt, daß mit dem Herd auch die Bildung von Immun- und Antikörpern durch die Tonsillen und ihre Bedeutung für die Entwicklung des Kindes ausgeschaltet wird.

Nach neueren Erkenntnissen kann man sagen: Eine Mandelvergrößerung ohne Zeichen ausgeprägter Oberflächenvernarbung nach wiederholter Entzündung, oder schwerer mechanischer Schluck- oder Atembehinderung, sollte bei Kindern bis etwa dem 10. Lebensjahr kein Grund zu einer Mandelentfernung sein. Auch kann erst der Versuch gemacht werden, durch eine Röderbehandlung (Absaugen der Mandeln) die Selbstreinigungskräfte der Tonsillen wieder in Gang zu setzen.

Anders ist es bei den Rachenmandeln, den Polypen. Sie können die körperliche Entwicklung des Kindes behindern. Als Herd sind sie selten aktuell, eine Entfernung ist kein großes Problem (Adenotomie).

Neben diesen beiden Hauptlokalisationen an Zähnen und Mandeln sind andere Störfelder, wie abgelaufene Entzündungen an der Gallenblase, den weiblichen Unterleibsorganen, der Prostata und chronische Reaktionen am Wurmfortsatz, dem Blinddarm, bekannt. Auch eine Verwachsung im Körper, beispielsweise nach Operationen und Entzündungen, und jede Hautnarbe kann als Herd mit Fernwirkung aktiv sein. Gelingt es nicht, streuende Herde zu entfernen, kann die Neuraltherapie nach *Huneke* oftmals durch Injektionen von Procain in Herdnähe den Einfluß solcher Störfelder mit ihren Fernwirkungen zeitweilig oder endgültig ausschalten.

Wenig beachtet und doch von eminenter Wichtigkeit ist auch die Allgemeinreaktion, die von der Darmschleimhaut ausgehen kann. Die Beeinflussung des Gesamtorganismus, ihre Häufigkeit und Bedeutung für den Körper sind Anlaß, dieses Thema unter dem Begriff der »Dysbiose« in einem gesonderten Kapitel zu besprechen.

Die wiederholt erwähnten Selbstheilungskräfte sind bei der Infektanfälligkeit entscheidend beteiligt. Außer der Belastung durch Herde und Störfelder wirken sich auch der Mangel von Kalzium, Eisen, Vitamin B und ein übermäßiger Süßigkeitsgenuß ungünstig aus. Das übergroße, verlockende Angebot an Leckereien, die gewohnte Süßung der Getränke und Speisen mit Zuckerstoffen hemmen die kindliche Entwicklung und fördern die Empfindlichkeit für die äußeren Einflüsse. Problematisch kann das vor allem bei noch nicht einsichtigen Kindern werden, denn gerade diese »lymphatischen Kinder« sind gierig auf Süßes. Als Ersatz wird man ihnen Studentenfutter und hin und wieder Fruchtschnitten aus Naturprodukten und ähnliches anbieten. Nur gegen das schlechte Beispiel der Spiel- und Schulkameraden ist schwer anzukommen. Im übrigen ist eine behutsame Entwöhnung gar nicht so schwierig.

Eine biologische Vollwertkost mit ihren Mineralien und Spurenelementen, unter Ausschaltung von Weißmehlprodukten, gehört in der Behandlung der Infektanfälligkeit zum Basisprogramm. In fast allen Fällen wird diese Anfälligkeit durch Kreislauf- und Durchblutungsstörungen mit unterhalten. Eine Umstimmungsbehandlung wird daher auch durch Kneipp-Therapie – wobei viel Wärmezufuhr von Bedeutung ist –, Trockenbürsten und Körpertraining unumgänglich sein. Der Arzt kann durch Eigenblutinjektionen, abwehrsteigernde Medikamente (z.B. Esberitox, Resplant, Contramutan, Toxi-Loges, Engystol, Metavirulent), homöopathische Mittel oder auch durch die Sauerstoff-Mehrschritt-Therapie die Fähigkeit des Körpers zur Selbsthilfe aktivieren.

Die Bedeutung des Lymphabwehrsystems ist wiederholt erwähnt worden. *Dr. Vodder* hat eine wirkungsvolle Methode in seiner Manuellen Lymphdrainage entwickelt. Diese bewirkt in Form einer zarten, durch eine geschulte Hand auszuführenden Lymphgefäßbehandlung die Öffnung und Förderung des Lymphabflusses der oft gestauten Lymphe. Die Wirkung erfolgt somit über die Filter- und Entgiftungsmöglichkeiten des Organismus.

Im Verlauf jahrelanger Erkältungsneigung, wiederholter Bronchialkatarrhe und Halsentzündungen sind fast stets auch einmal Antibiotika eingenommen worden. Die Wirkung solcher Arzneien ist auf die Vernichtung krankmachender Bakterien gerichtet. Ein gesunder Organismus lebt aber in einer Gemeinschaft – Symbiose – mit bestimmten Bakterienformen, die Prof. *Mommsen* als »Gesundheitsbakterien« bezeichnet. Diese Flora ist bei der Infektanfälligkeit und allgemeiner Abwehrschwäche fast stets nicht mehr funktionstüchtig – Dysbiose – und muß über längere Zeit neu aufgebaut werden.

Zur Infektanfälligkeit wäre zusammenfassend zu sagen:

Ursachen:	Disposition zu katarrhalischen Infekten Stoffwechsel- und Ernährungsstörungen Mangelhafte Durchblutung Mögliche Herzbelastung Dysbiose
Behandlung:	Abhärtung durch Wasseranwendungen und Körpertraining Biologische Vollwertkost Herdsanierung, Neuraltherapie Sauerstoffbehandlung, biologische Arzneien Manuelle Lymphdrainage, Lymphmittel wie z.B. Lymphomyosot, Lymphozil, Ungt. Lymphaticum Symbioselenkung

Die Behandlung einer allgemeinen Anfälligkeit muß im Zustand eines *akuten Infektes* natürlich erweitert werden. Man wird alle jetzt belastenden Faktoren ausschalten. Auftretender Appetitmangel ist zu beachten und nur Fruchtsäfte und Tee anzubieten. Die Entgiftung über die Nieren ist damit eingeleitet. Über den Darm erfolgt sie durch täglichen Stuhlgang (evtl. Einlauf). Aus der Erkenntnis, daß das Fieber eine Heilreaktion ist, wird man es nicht als ein Krankheits-Symptom ansehen und es nicht zu unterdrücken versuchen. Neuere Erkenntnisse belegen, daß das Fieber auch bei der Interferonfreisetzung aus erkrankten Zellen beteiligt ist. Das Interferon soll in die Immun- und Abwehrfähigkeit des Organismus eingreifen.

Der Körper entlastet sich über die Ableitung auf die Haut durch Schweißbildung und Fieber. Daraus folgt die Konsequenz, daß bei Fieber mit Frösteln (Schüttelfrost) Wärme, trotz schon erhöhter Körpertemperatur, durch warme Packungen oder Heizkissen zugeführt werden muß. Kommt es bei heißer und trockener Haut nicht zum Schweißausbruch, so sollte dieser durch eine Serienwaschung ausgelöst werden. In vielen Fällen ist dann der Höhepunkt der Krankheit erreicht und der Heilprozeß eingeleitet. Die Ableitung auf die Haut kann durch Lindenblüten-Tee, pflanzliche und homöopathische Mittel gefördert werden.

Grundregeln:	Ableitung auf die Nieren: Säfte, Tee; auf den Darm: täglicher Stuhlgang; auf die Haut: Schwitzen.

Bei jeder fieberhaften Erkrankung muß natürlich überlegt werden, ob ärztliche Hilfe erforderlich ist. Bis zu dieser Entscheidung, bzw. bis der

Arzt zur Stelle ist, kann mit den empfohlenen Anwendungen nichts falsch gemacht werden.

Infektiöse Kinderkrankheiten wie Masern, Windpocken, Röteln usw. künden sich oft durch katarrhalische Vorboten an. Sie können durch diese einfachen Hilfen in ihrem Verlauf gemildert werden.

Es ist damit nicht gesagt, daß in besonderen Situationen nicht auch mal ein Antibiotikum eingesetzt werden muß. Hierzu wird sich der naturgemäß eingestellte Arzt jedoch nur in Ausnahmefällen entscheiden. Das Fieber allein ist jedenfalls keine Indikation hierzu. Durch die Einnahme antibakteriell wirkender Mittel wird die körpereigene Abwehr gar nicht erst mobilisiert, dagegen die gesunde normale Schleimhaut- und Darmflora zerstört.

Also: Erst bei manifesten bakteriellen Organerkrankungen als Komplikation soll der Einsatz von Antibiotika erwogen werden. Zum Schutz der gesunden Darmbakterien können gleichzeitig Mittel gegeben werden, die die Nebenwirkungen der Chemotherapie dämpfen oder verhindern, z. B. Perenterol, Omniflora.

Wiederholter Einsatz von Antibiotika kann eine Bakterienresistenz und damit Wirkungslosigkeit in späteren Fällen erzeugen.
Penicilline und Sulfonamide sind bei banalen Erkältungen und Virusinfekten wirkungslos.
Die Eigenwiderstandskraft wird nicht aktiviert, sondern eher geschwächt und die Rückfallsneigung erhöht.
Nebenwirkungen müssen unter Umständen in Kauf genommen und zusätzlich behandelt werden. Nicht vorherzusehende Allergien können eine Gefahr bedeuten.
Also: Antibiotika und Chemotherapeutika so selten wie möglich und nur dann, wenn notwendig.

Kommt es im Rahmen einer Infektanfälligkeit oder auch beim sonst Gesunden zu einem grippalen Infekt – der nicht mit einer echten Grippe verwechselt werden sollte –, einer *Hals- oder Nasennebenhöhlen-Entzündung* oder zu einem *Katarrh der Luftwege,* kann die Hilfe einfacher Mittel der Naturheilkunde oft ausreichend sein.

Bettruhe und ausleitende Verfahren führen meist rasch zur Besserung.

Bei Halsentzündung: Halswickel mit Quark, Retterspitz oder Heilerde, Gurgeln mit Salbei oder Kamille;

bei Nebenhöhenentzündung: Wechselgesichtsgüsse, Kopfdampfbad;

bei Bronchialkatarrh: wechselwarme Oberkörperwaschung, Brustwickel.

Bei allen grippalen Infekten: Nahrungseinschränkung, reichlich Fruchtsäfte oder Tees, gründliche Darmreinigung (evtl. Einlauf). Auch die Akupunktur ist hier sehr wirkungsvoll und wird in China für diese banalen Infekte in großem Umfang eingesetzt. Bei Kindern kann die Massage der vom Arzt zu empfehlenden Punkte auch von der Mutter mehrmals am Tage durchgeführt werden. Antientzündlich wirken z.B. die verschiedenen Echinacea-Präparate (z.B. Esberitox, Contramutan, Toxi-Loges) und die Enzyme (Traumanase, Wobenzym) sowie Symbioflor I und zahlreiche homöopathische Mittel (z.B. Metavirulent, Infludo, Gripp-Heel; Sinupret, Sinfrontal bei Nebenhöhlenentzündung, Meditonsin, Tonsiotren und Tonsilgon bei Halsentzündung). In hartnäckigen Fällen bewähren sich Kurzwellenbestrahlungen und Inhalationen.

Steigt das Fieber über 38,5° (im Darm gemessen), so können Wadenwickel oder die Serienwaschung und kühlende Stirnauflagen Erleichterung bringen.

Verzögert sich die Rekonvaleszenz (Wiedererholung), vor allem bei älteren Menschen, so ist die Sauerstofftherapie in der Lage, zu einer raschen Besserung beizutragen.

Komplikationen dieser Infekte sind selten. Risikopatienten wie Säuglinge, alte Menschen und durch andere Erkrankungen Vorgeschädigte bedürfen sorgfältiger ärztlicher Überwachung.

Erkrankungen des Bewegungsapparates

Zum Bewegungsapparat rechnen wir die Knochen mit den Gelenken sowie die Sehnen, Bänder und Muskeln, die über das Nervensystem gesteuert werden. Die Funktionen und das Zusammenspiel aller Teile wirken auf Körperhaltung und Beweglichkeit.

Systemerkrankungen wie Haltungsschwäche, Entwicklungsstörungen und Rheumatismus können gleichzeitig mehrere Bewegungsorgane treffen.

Lokalisierte Störungen wie Knochenbrüche, Prellungen, Gelenkentzündungen und -blockierungen spielen sich an bestimmten Teilen des Bewegungsapparates ab.

Angeborene Schäden wie Wirbelsäulenfehlstellungen, Hüftgelenksluxation oder Haltungs- und Bänderschwäche der Füße sind in der Kindheit, also in der Wachstumszeit dankbare Indikationen für die Krankengymnastik. So lange wie nötig und so oft wie möglich müssen gerade bei Fußfehlstellungen und -schwächen die in der Krankengymnastik erlernten Übungen selbst oder unter Kontrolle der Mutter durchgeführt werden. Einlagen, die die aktive kindliche Fußbeweglichkeit einschränken, sollten wirklich nur in Ausnahmefällen durch einen orthopädischen

Arzt verordnet werden, denn die jetzt getroffenen Maßnahmen sind entscheidend für das ganze Leben.

Nachdrücklich muß auf die notwendige Sorgfalt beim Kauf von Kinderschuhen aufmerksam gemacht werden. Nach Prof. *Meier*[13] »könnten mehr als 90% der bei uns aufwachsenden Kinder heute mit Sicherheit vor Fußschäden bewahrt werden, wenn ihre Schuhe nach den Richtlinien des Weiten-Maß-Systems ausgesucht würden«. Zu warnen ist vor zu weiten und zu kurzen Schuhen. Mit einem Fußmeßgerät kann die richtige Größe bestimmt werden. Eine Untersuchung 1980 ergab, daß etwa 10% der Kinder Schuhe trugen, die ein bis zwei Nummern zu groß, und 60%(!) Schuhe, die ein bis fünf Größen zu kurz waren. An die Verantwortung der Eltern für die Verhütung von Fußschäden muß eindringlich appelliert werden.

Jedes Kind formt seine Schuhe nach seinem Fuß, und so ist es nicht zu empfehlen, daß getragene Schuhe im Sinne der »Erbfolge« in der Geschwisterreihe weitergereicht werden.

Die Kneipptherapie in allen Variationen wird durch Anregung einer gesteigerten Durchblutung zur wirksamen Hilfe wie auch Barfußlaufen, Sand- und Schlickwanderungen an der See. Eine mineral- und vitaminreiche Kost trägt im Entwicklungsalter wesentlich zur Festigung des Skelettsystems bei.

Die meist in der Pubertät beginnende *Scheuermannsche Erkrankung* – sie spielt sich vorwiegend an den Deckplatten der Wirbelkörper ab – ist ebenfalls mit diesem therapeutischen Grundkonzept anzugehen. Schonung beim Sport, Befreiung vom Schulturnen können nicht die einzigen Empfehlungen sein. Muskelaktive Übungen, isometrisches Training, also gezielte Krankengymnastik, alle Sportarten – außer denen, die durch direkte Stöße die Wirbelsäule treffen, wie beispielsweise Trampolin-Springen, Hochsprung und Reiten – sollen in vernünftigem Maße weitergeführt werden. Keine Überbelastung durch einseitiges oder schweres Tragen (Schultasche). Erlaubt sind weiter Schwimmen, Yoga-Übungen, Tanzen u.ä. Und auch hier wieder: die optimale Ernährung und homöopathisch die gleichen Mittel wie bei der kindlichen Haltungsschwäche, Zelltherapie.

Zur Beurteilung lokalisierter Schmerzen im Bewegungsapparat ist grundsätzlich der entkleidete Körper zu untersuchen. Die Wirbelsäulen- und Gelenkstatik kann sich auch an Fernpunkten auswirken. Ein Beckenschiefstand, eine Beinlängen-Differenz oder eine Fußdeformität sind in der Lage, in allen Zonen von den Füßen bis zum Kopf über Bänder, Sehnen und Muskeln Schmerzzustände und Bewegungsbehinderungen auszulösen.

Ein Fall soll dies verdeutlichen: Vor Jahren hatte eine Patientin beim Skilaufen einen Knochenbruch des Unterschenkels erlitten. Nach Ausheilung im Gips war sie für ein Jahr beschwerdefrei. Kreuzschmerzen gingen dann später auftretenden heftigen Nacken- und Hinterkopfschmerzen voraus. Diese wurden jahrelang mit Massagen, Packungen und Spritzen behandelt. Die Wirkung war immer nur kurzfristig. Arbeit an der Schreibmaschine, Bügeln und Tennisspielen waren immer nur für kurze Zeit möglich. Die Inspektion des Rückens und eine Röntgenuntersuchung der Lendenwirbelsäule (die dann immer als Becken-Übersichts-Aufnahme im Stehen und im seitlichen Strahlengang angefertigt werden muß) zeigten einen Beckenschiefstand auf Grund einer Beinlängendifferenz von 2 Zentimetern. Die Ursache lag im Unterschenkel (Skiunfall). Eine Korrektur des Beines war nicht mehr möglich, aber eine Erhöhung des Absatzes auf der verkürzten Seite um 1½ Zentimeter richtete das Becken wieder auf. Der hierdurch verursachte Muskelhartspann bis zum Nacken löste sich in den folgenden Wochen, und die Nacken-Kopf-Schulter-Schmerzen verloren sich vollständig. Wie ist ein solcher Verlauf zu verstehen?

Das einseitig abgesenkte Becken bewirkt eine schiefgestellte Wirbelsäulenbasis. Durch eine kompensatorische Gegenkrümmung der Lenden-, Brust- und Halswirbelsäule hilft sich der Körper, diese Fehlstatik auszugleichen, um auch die Schädelbasis und damit das Gesichtsfeld wieder in die Horizontale zu bringen. Durch die Überlastung an den Krümmungszonen der Wirbelsäule wurden die dort aus dem Rückenmark austretenden Nerven gereizt, und eine asymmetrische Muskelbelastung führte zu Fehlbelastungsschmerzen.

Mit diesem Beispiel sollte die funktionelle Ganzheitsbetrachtung aufgezeigt werden, die der Diagnostik und Therapie der Manuellen Medizin zugrunde liegt. Bekannter unter dem Begriff *Chirotherapie,* ist sie eine der dankbarsten Methoden der Naturheilverfahren.

Ihr Hauptanwendungsgebiet betrifft die sogenannten Wirbel- und Gelenkblockierungen, die zu Schmerzzuständen und Bewegungsstörungen führen. Es sind dies rückbildungsfähige Funktionsbehinderungen, nicht aber organische Gelenkveränderungen oder Entzündungen. Als Extremitätentherapie bezeichnet man Handgriffe bei Gelenkbehinderungen an Armen und Beinen.

Die Anwendung der Chirotherapie bei Bandscheibenvorfall verbietet sich durch die Gefahr, daß sich ein Teil der geschädigten Bandscheibe durch den Handgriff einklemmt oder abgequetscht wird und dann eine Operation nicht zu umgehen ist.

Eine gefahrlose Methode in solchen Fällen stellt eine gekonnte Krankengymnastik in Verbindung mit Akupunktur dar. Stellen sich jedoch fortschreitende Nervenausfallserscheinungen ein, muß der chirurgische Eingriff vorgenommen werden, um bleibende Schäden zu vermeiden.

Wie ein gezielter Handgriff im akuten Falle der Blockierung wirken kann, soll ein Beispiel zeigen:

Ein Mann im »besten Alter« litt unter anfallsartigen Schmerzen unter und links neben dem Brustbein. Er bekam diese sogenannten »Anfälle« seit Jahren in unregelmäßigen Abständen ohne erkennbare Anlässe. Eine klinische Untersuchung ergab den Befund einer funktionellen, also nicht organisch bedingten Angina pectoris. Der Mann hatte sich damit abfinden müssen, herzkrank zu sein, regelmäßig Arzneien einzunehmen und anstrengende körperliche Belastungen zu meiden. Er war an sich ein Sportstyp, und die empfohlene Schonung fiel ihm schwer. Die Untersuchung der Wirbelsäule nach funktionalen Gesichtspunkten und eine entsprechende Röntgenuntersuchung der Brustwirbelsäule ergaben eine Wirbelblockierung in Höhe der Schulterblätter. Während einer derartigen Schmerzattacke ergab sich die Möglichkeit zu einem gezielten Handgriff. Im Augenblick der Lösung der fixierten Wirbel war der Schmerz fort und ist bis heute – es sind inzwischen Jahre vergangen – nicht wieder aufgetreten. Die Medikamente wurden abgesetzt, und im Sport ist er wieder voll aktiv.

Wie tief eine solche, an sich kleine Ursache in das körperliche und seelische Befinden eines Menschen eingreifen kann, wird hier deutlich. Aus dem bedrückten und ängstlichen Patienten ist wieder ein froher, aktiver Mensch geworden.

Die Anlässe, die zu einer Wirbelblockierung führen, sind oft unbekannt und bleiben unbemerkt. Sogenannte Störfelder können bei der Entstehung mitbeteiligt sein. Ihre Beseitigung gehört dann mit zur Erzielung eines Dauererfolges.

Anekdotisch könnte sich folgendes Erlebnis anhören, wenn es im Grunde nicht so bezeichnend und darum so ärgerlich wäre:

Eine Patientin ist wegen hartnäckiger Rückenschmerzen in fachärztlicher Behandlung. Sie bekommt »muskelaufweichende« Tabletten verschrieben. Es soll also ein Symptom, das als Zeichen der Blockierung eines Kreuz-Darmbein-Gelenkes aufgetreten ist, beseitigt werden. Hier geht es nicht um die Kritik an einer Fehldiagnose, sondern um die unterschiedliche Auffassung: hier eine Schmerzsymptomdiagnose auf Muskelhartspann, dort die Ganzheitsbetrachtung des funktionellen Geschehens, also auf die eingangs erläuterte Unterscheidung zwischen Befund und Befinden.

Zum Thema *Rückenschmerzen* muß noch etwas gesagt werden, weil das weitverbreitete Leiden vorsorglich behandelt werden kann (Prophylaxe). Die Therapieempfehlungen unterscheiden sich je nach Ursache der Kreuzschmerzen, wenn sie vom Becken ausgehen:

1. Der überbewegliche, lockere Beckenring, dessen Bänder die Gelenke

nicht fest genug fixieren können, darf nicht mit Lockerungsgymnastik oder -massagen, nicht mit chiropraktischen »Einrenkgriffen« behandelt werden. Statt dessen kommen isometrisches Muskeltraining, Tragen eines Beckengurtes, Abschaffen eines Bauches (wenn vorhanden), Rückenschwimmen in Frage. Optimale Sitzhaltung, evtl. Schrägpult und eine nicht zu harte Matratze auf einem Lattenrost. Der Arzt kann durch Injektion bestimmter Arzneien die Festigung gelockerter Bänder erreichen.
2. Beim festen, fixierten Kreuz sind Gymnastik, Lockerungsmassagen und -griffe angebracht, ebenso Unterwassermassagen und Dehnungsbehandlungen.

Die vorsorgliche Behandlung beider Formen bezieht sich in erster Linie auf die statische Haltung. Längeres Sitzen am Schreibtisch oder im Auto muß durch eingeschaltete Pausen unterbrochen werden. Die normale Krümmung der LWS (Lordose) sollte durch eine angepaßte Lehnenform, Rückenstütze im Pkw oder ein Kissen ausgeglichen werden.

Ein kleiner Hinweis: Sessel mit nicht durchgehender Rückenlehne können durch den unbemerkten, ständigen, feinen Luftzug in der Kreuzregion Beschwerden auslösen.

Plötzliche, ruckartige Beugebewegungen und das Heben von Lasten bei gekrümmter Wirbelsäule sind unbedingt zu vermeiden. Das Anheben erfolgt besser dicht am Körper aus der Kniebeuge oder Hocke heraus bei geradegehaltenem Kreuz.

Die sogenannte »Konstanz einer monotonen Haltung«, wie sie sich bei bestimmten Tätigkeiten nicht vermeiden läßt, ist besonders nachteilig. Hierzu gehört auch das Thema Schulmöbel, die in ihrer bisher üblichen Form völlig unphysiologisch (unnatürlich) sind. Der waagerechte Tisch zwingt die Kinder zu einer Kopfhaltung, die die Kopfgelenke und Bänder der Halswirbelsäule in ungünstiger Weise beanspruchen. (Höfling) Der Schulkopfschmerz, Durchblutungsstörungen mit den Folgen der Unkonzentriertheit und rascher Ermüdbarkeit haben meist hier ihre Ursache, und die Aufforderung, gerade zu sitzen, ist sinnlos. Sie bewirkt eher eine Verschlechterung der Situation. Einzig sinnvolle Änderung wäre die Wiedereinführung von Schrägpulten mit angepaßter Sitzgelegenheit. Eine Forderung, auf die im Hinblick auf das Wachstum der jugendlichen Wirbelsäule nicht nachdrücklich genug hingewiesen werden kann. Von Bedeutung ist auch die Anordnung der Schulmöbel im richtigen Blickwinkel zum Lehrer, damit nicht eine ständige falsche Kopfhaltung zu Schäden führt. Die wissenschaftlichen Arbeiten von *Gutmann*[14] über Wirbelsäulenstörungen wie auch die Erfahrungen der Praxis beweisen die Richtigkeit und Notwendigkeit solcher Empfehlungen und liegen diesen Ausführungen zugrunde.

Auch viele Störungen des Gleichgewichts- und Hörorgans haben ihre Ursache in einer Veränderung der Halswirbelsäule. Ohrgeräusche, Schwindelerscheinungen *(Menière)*, und auch der gefürchtete Hörsturz sind oftmals durch die Halswirbelsäule bedingt.

Eine chronisch fortschreitende Erkrankung der Wirbelsäule ist die *Bechterew-Krankheit*. Knorpel und Bänder der Wirbelsäule versteifen sich zur sogenannten Bambusform. Mitbeteiligt sind evtl. auch die Schultern und Gelenke zwischen Kreuz- und Darmbein. Eine Ursache ist nicht bekannt, und eine spezielle Behandlung gibt es nicht. Jedoch eine mit viel Geduld und Konsequenz durchgeführte Dauertherapie mit Krankengymnastik, Kneipp-, Fango- und Heißbehandlung kann ein Fortschreiten aufhalten. Herdsanierung ist unbedingt angezeigt, regelmäßige Kuren in Rheumabädern notwendig.

Aus chinesischer Sicht stellt sich die Bechterew'sche Erkrankung als eine Energiemangelsituation dar, die durchaus auf eine entsprechende Behandlung anspricht *(Kluger)*. Es erscheint daher unbedingt als sinnvoll, die verschiedenen Methoden dieser Heilkunde – Arzneimittel, Akupunktur, Moxibustion – zur Ergänzung der westlichen Verfahren heranzuziehen.

Arthros – aus dem Griechischen – heißt Gelenk. Die Endung -itis bedeutet in der Medizin Entzündung, -ose eine Abnutzung oder Verschleiß. Eine Arthritis ist also eine Gelenkentzündung, eine Arthrose ein Gelenkverschleiß. Die Unterscheidung beider Formen ist von Bedeutung, weil sie eine gegensinnige Behandlung erfordern.

So muß ein entzündetes, rotes, heißes und meist geschwollenes Gelenk mit wärmeentziehenden, kühlenden, ein kaltes, schmerzhaftes, arthrotisches Gelenk mit wärmezuführenden Maßnahmen behandelt werden.

Dieser Grundsatz: Kaltbehandlung bei Entzündungshitze, Wärmetherapie zur besseren Heildurchblutung gilt sinngemäß für alle Erkrankungen, die durch Wärmezufuhr oder Wärmeentzug zu beeinflussen sind.

Die Diagnose *Rheumatismus* umfaßt verschiedene Krankheitserscheinungen an Gelenken und Weichteilen (Muskeln, Sehnen, Bändern) in akuter und chronischer Form. Der Name – auch aus dem Griechischen – charakterisiert die wechselnden, fließenden Schmerzen und Lokalisationen.

Die Ursache der Erkrankung ist noch nicht bekannt. Immunologische und Stoffwechseleinflüsse spielen neben einer familiären Disposition sicher eine Rolle. Durchblutungs-, Stoffwechsel- und hormonelle Störungen und eine verminderte körperliche Abwehrlage können zum Ausbruch einer rheumatischen Erkrankung führen.

Der *akute Gelenkrheumatismus* tritt oft als Begleiterscheinung bei Infekten auf. Er ist meist verbunden mit Krankheitsgefühl, Fieber, geröteten, schmerzhaften und geschwollenen Gelenken. Herz und Nieren können in Mitleidenschaft gezogen werden.

Der *chronische Gelenkrheumatismus* beginnt meist mit Morgensteifigkeit und Schwellung der kleinen Fingergelenke. Er verläuft in Schüben, manchmal mit leichten Temperaturen, mit wechselnd starken Schmerzen und Gelenkdeformierungen.

Sowohl der akute als auch der chronische Gelenkrheumatismus können bei schweren Verlaufsformen eine klinische Behandlung erforderlich machen mit Einsatz stark wirksamer chemischer Medikamente.

Die *Gicht* ist eine Stoffwechselstörung mit vermehrter Harnsäure im Blut und in den Gelenken. Sie erfordert vor allem eine besondere Nahrungsauswahl, bei der Fleisch (insbesondere Innereien), Hülsenfrüchte und Fisch weitgehend gemieden, besser nicht gegessen werden sollen.

Alle Erkrankungen des rheumatischen Formenkreises sind durch Naturheilverfahren günstig zu beeinflussen. Die Behandlung sollte bei einer familiären Disposition schon vorbeugend, sonst aber bei den ersten Anzeichen der Erkrankung einsetzen.

Anregung der körpereigenen Heilkräfte, Durchblutungsförderung (Gelenkernährung), Stoffwechselumstimmung, Gelenkentlastung, Schmerzerleichterung und Erhaltung der Beweglichkeit sind die wichtigsten Behandlungsziele.

Intensive Physiotherapie in allen Formen, d.h. Kneippanwendungen, Bäder (auch Badekuren), regelmäßige Krankengymnastik, Unterwasserbewegungstherapie, Elektrobehandlung (auch als Iontophorese zur Einschleusung wirksamer Medikamente an den Gelenken) und die verschiedenen Massageformen müssen konsequent und je nach Beschwerdebild variiert, auch abwechselnd, eingesetzt werden, fast immer als Dauertherapie.

Die Beeinflussung des Stoffwechsels wird über eine frischkostreiche Vollwertkost erreicht, Fastenkuren sind besonders in akut-entzündlichen Stadien oder zum Abbau des Übergewichts einzusetzen. Die tägliche Verdauung ist für die Entgiftung von großer Bedeutung, sie kann durch Einläufe, Darmbäder und Symbioselenkung unterstützt werden.

Die Anregung der Körperselbsthilfe ist auf verschiedene Weise möglich: Immunstimulation durch Ozon, Sauerstoff-Mehrschritt-Therapie, Eigenblut-Injektionen, Nosoden, Zelltherapie und Enzyme.

Die Wirkung verschiedener Heilpflanzen wird in Form von Tees, Extrakten und Auflagen genutzt: Salbei, Tausendgüldenkraut, Spitzwegerich, Schafgarbe, Zinnkraut, Weidenrinde, Holunderblüten, Schlüsselblume, Herbstzeitlose, Rhododendron, Teufelskralle, Rosmarin und Brennessel.

Dem Denken aus chinesischer Sicht entsprechend handelt es sich beim Rheumatismus um eine Energieverschiebung (Überwiegen des Yin). Eine Regulierung durch Moxibustion und Akupunktur führt fast stets zur Schmerzlinderung und ermöglicht dadurch die Reduzierung stark wirksamer Medikamente (auch des Cortisons). In frühen Stadien eingesetzt, kann der weitere Verlauf der rheumatischen Erkrankungen günstig beeinflußt werden.

Die große Zahl der Rheumakranken – in der BRD sind es etwa 12 Millionen – und die schwere Lebensbeeinträchtigung durch das Leiden erfordern den Einsatz aller nur denkbaren Hilfen, von welcher Seite sie auch kommen. Sie können nicht früh genug eingesetzt werden und erfordern Konsequenz und Ausdauer. Die Führung durch den Arzt und die Mithilfe des Patienten sind für eine wirksame Behandlung dieses oft quälenden Leidens unerläßlich. In besonderen Fällen wird man nicht ohne antientzündliche und schmerzlindernde Medikamente auskommen. Die schwersten, konservativ nicht mehr beeinflußbaren Formen können heute dank ausgezeichnet weiterentwickelter Techniken chirurgisch versorgt werden.

Die Erfolge der naturgemäßen Heilverfahren sollten Veranlassung sein, das z. Z. noch weitgehend standardisierte »Rheumaprogramm« um diese Behandlungen zu erweitern, deren wichtigste Gesichtspunkte hier noch einmal zusammengefaßt werden sollen:

Ernährung: Frischkostreiche Vollwertkost
Entgiftung: Fasten, Symbioselenkung, Darmbäder
Physiotherapie (auch zur Rehabilitation): Kneippanwendungen, Bäder (auch Badekuren), Sauna, Packungen, Krankengymnastik, alle Massageformen, Trockenbürsten, Störfeldbeseitigung
Immunstimulation: Ozon, Sauerstofftherapie, Eigenblut, Nosoden, Zelltherapie, Enzyme
Biologische Arzneibehandlung
Akupunktur und Moxibustion.

Zu den degenerativen Gelenkerkrankungen gehört die *Arthrose.* Hormonelle Einflüsse, Fehl- und Überbelastung und Durchblutungsverschlechterung des Gelenkknorpels leisten einem vorzeitigen Verschleiß Vorschub. Da Entzündungszeichen fehlen, können alle aktivierenden Maßnahmen zur Anregung der Durchblutung empfohlen werden: Massagen, Packungen, Salbeneinreibungen, Injektionen mit Mistelpräparaten (z. B. Plenosol) in Gelenknähe. Bewährt haben sich konsequent durchgeführte Pendelübungen in Kombination mit Trockenbürstung.

Für die Hüftgelenksbehandlung stellt man sich mit dem gesunden Bein auf ein dickes Buch oder einen Ziegelstein und läßt dann das kranke Bein durchschwingen oder die noch möglichen Bewegungen im Hüftgelenk ausführen. Sehr gut können solche Übungen im Schwimm- oder Thermalbad gemacht werden. Zur Behandlung der Kniearthrose setzt man sich auf einen festen Tisch und baumelt mehrmals täglich 5 Minuten mit den Beinen wie die Kinder auf der Mauer. Danach Einreibung mit einer Rheumasalbe. Pendelübungen sind einfach und wirksam, wenn sie regelmäßig durchgeführt werden.

Nervensystem – Schmerz – Psyche – Sucht

Zur Behandlung von nervlichen Fehlfunktionen, Schmerzzuständen, psychosomatischen Erkrankungen und Suchtproblemen können die Naturheilweisen mit gutem Erfolg eingesetzt werden. Neben diesen mehr funktionellen Störungen kommen auch organische Erkrankungen für eine ergänzende Behandlung durch Naturheilverfahren in Frage, z.B. die Parkinsonsche Erkrankung und die Multiple Sklerose. Leider kommt die für diese beiden Erkrankungen so eminent wichtige regelmäßig durchzuführende Krankengymnastik nicht immer zum Einsatz, obwohl sie oft in der Lage ist, Linderung der Beschwerden zu bringen, vor allem aber auch, dem Patienten für seinen Umgang mit den Behinderungen konkrete Hilfen zu vermitteln.

Die *Multiple Sklerose* (M.S.) ist eine organische Erkrankung des Gehirns und Rückenmarks, an der allein in der BRD mehr als 100000 Menschen leiden. Über die Entstehung der Krankheit bestehen verschiedene Theorien, eine Ursache ist noch nicht bekannt, ein echtes Heilmittel noch nicht gefunden. Die Kranken leiden an ihrer Hilflosigkeit, die sie in die Isolation drängen kann – sie muß es aber nicht. Ärztliche Hilfe muß neben den körperlichen auch die psychischen und sozialen Probleme einbeziehen.

Es gibt zahlreiche Behandlungsmöglichkeiten, so daß zu einer Resignation kein Anlaß besteht. Da die Krankheit in Schüben verläuft, müssen sich die einzelnen Maßnahmen nach dem jeweiligen Zustand richten.

Die wichtigste Forderung heißt: aktiv bleiben. Bewegungstherapie unter krankengymnastischer Kontrolle ist unerläßlich, darf aber nie die Ermüdungsgrenze überschreiten. Wasseranwendungen müssen sehr individuell angepaßt werden, Wärme bekommt meist schlecht, Sauna ist daher nicht angezeigt. Eine frischkostreiche Vollwerternährung, evtl. auch in besonders strenger Form (Evers-Diät), ist zwar kein Heilmittel, zeigt aber doch in manchen Fällen gute Wirkung. Alle den Organismus belastenden Faktoren wie Herdstörungen, Nikotin-, Alkohol- oder Tablettenmißbrauch, aber auch Hetze, Streß und seelische Belastungen sind von nachteiliger Wirkung.

Nach den Auffassungen der chinesischen Medizin ist auch die M.S. ein energetisches Problem *(Kluger)*, das durch entsprechende Behandlung (Akupunktur, Moxibustion, chinesische Arzneimittel) zu beeinflussen ist. Hier ist ein wichtiger Ansatzpunkt für intensive Forschungsarbeit gegeben, die andersartige Auffassung vom Krankheitsgeschehen könnte der westlichen Medizin wesentliche Impulse geben.

Neben den beschriebenen Behandlungsmöglichkeiten sollte auch das Autogene Training genutzt werden, das dem Kranken zur echten Lebenshilfe werden kann, indem es ihm das Annehmen der Krankheit leichter macht. Zuwendung, Verständnis und ein Eingehen auf die Probleme des Patienten – nicht nur von seiten des Arztes – sind von entscheidender Wichtigkeit.

Der MS-Kranke durchläuft in seinem Leiden verschiedene Stadien über zunächst Widerstand gegen die Erkenntnis des Krankseins, dann Annahme der Krankheit bis zur Integration in sein Denken und Fühlen. Die psychologische Führung in jeder Phase hat die Besonderheit der jeweiligen Situation zu berücksichtigen. Die Zusammenfassung psychotherapeutischer, physiotherapeutischer und biologischer Verfahren wird in mancher Hinsicht Hilfe bringen können.

Aus der Isoliertheit führt auch die Gemeinschaft mit anderen Betroffenen in einer Selbsthilfegruppe. Die deutsche Multiple-Sklerose-Gesellschaft sieht ihre Aufgabe in Beratung und Betreuung der Kranken und ihrer Angehörigen sowie in der Vermittlung von Kontakten. Die Betroffenen müssen von der Gemeinschaft aller getragen werden – auch finanziell – und sollen in ihr ihren Platz behalten.

Schmerz ist ein Warnsymptom, stets muß als erstes versucht werden, seine Ursache zu ergründen. In den meisten Fällen ist diese zu finden, wenn auch nicht immer zu beseitigen. Die Schmerzen einer Verletzung, einer Entzündung, eines eingeklemmten Nerven werden ursächlich zu beseitigen sein. Schwieriger ist es schon bei Neuralgien, Kopfschmerzen und Koliken, den Anlaß aufzudecken. Hier können Vitamin- und Mineralmangel, Durchblutungsstörungen, Herderkrankungen und vegetative Überempfindlichkeit eine Rolle spielen. Dann gibt es aber auch unklare Schmerzzustände, die nur noch als Symptom zu bekämpfen sind. Diese Problematik hat zur Einrichtung spezieller Schmerzkliniken geführt. Eines der häufigsten Schmerzsyndrome ist der *Kopfschmerz.* Diagnostisch ist zunächst auszuschließen, daß es sich um einen organischen Prozeß im Schädelinneren handelt. Es können aber auch viele andere Störungen zu Kopfschmerzen führen, z.B. Entzündungen in Augen-, Hals-, Nasen- und Ohrenbereich (die auch vom Patienten unbemerkt ablaufen können), Herde und Störfelder, Gefäß- und Durchblutungs- und Blutdruckstörungen, Sehschwäche, aber auch Probleme, über die »man sich Kopfzerbrechen macht«. Sehr oft ist auch die Halswirbelsäule Ursache; statische Fehlhaltung, aber auch organische Veränderungen können zur Irritation der Nerven führen. Ein sogenanntes »Schleudertrauma«, d.h. das Vor- und Zurückgeschleudertwerden des Kopfes bei Autounfällen, wobei es zu einer Wirbelgelenkblockierung kommen kann, liegt unter Umständen lange zurück und führt erst nach und nach zu Beschwerden. Hier kann oft ein chiropraktischer Handgriff jahrelange Kopfschmerzen in wenigen Sekunden beseitigen.

Ebenso vielschichtig wie die Ursachen sind auch die Behandlungsmöglichkeiten bei Kopfschmerzen. Die dauernde Einnahme von Schmerzmitteln kann keine Lösung sein. Die täglich neu bekannt werdenden z.T. gefährlichen Nebenwirkungen zwingen einfach zu anderen therapeutischen Wegen.

Je nach Ursache kommen in Frage: Gefäßtraining durch Kneipptherapie, Bindegewebs- oder Fußreflexzonenmassage, Manuelle Lymphdrainage, Umstimmungsbehandlung durch Eigenblut- und Ozoninjektionen, Neuraltherapie. Die Homöopathie hat spezielle Arzneimittelbilder, die der vorgetragenen Schmerzsymptomatik entsprechen und deren potenzierte Wirkstoffe dann verordnet werden.

Die chinesische Medizin betrachtet den Kopfschmerz als Störung der Energiezirkulation. Der Kopf wird von 6 verschiedenen Hauptleitbahnen sowie weiteren Nebenbahnen mit Energie versorgt, so daß es eine schematische Behandlung mit Akupunktur nicht geben kann. Wenn man immer wieder erlebt, daß es gelingen kann, durch wenige Nadeln am Fuß einen akuten Kopfschmerz zu beseitigen – dies aber nur bei richtiger Wahl der Energiebahn –, dann ist man überzeugt, daß hier kein hypnotischer oder »mystischer« Effekt vorliegen kann.

Aus dem Gesagten soll deutlich werden, daß es *den* eigentlichen Schmerz nicht gibt, sondern daß jeder seine individuelle Schmerzsymptomatik hat, die eine, evtl. breit gefächerte, aber speziell abgestimmte Therapie notwendig macht. Das ist etwas anderes als Schmerzunterdrückung durch chemische Arzneien, die nur im Notfall eingesetzt werden sollten. Eine umfassende Behandlung kann unter Umständen langwieriger und durch die Forderung an den Patienten zur Mithilfe auch mühsamer sein als die Einnahme von Schmerztabletten. Es lohnt die Mühe, alle nur denkbaren Mittel einzusetzen, z.B. bei den oft verzweiflungsvollen Zuständen der Trigeminus-Neuralgie oder den Schmerzen der Krebskranken. Eine immer wieder gemachte Beobachtung, daß bei dem Entzug aller Zuckerprodukte aus der Nahrung eines an Krebs Erkrankten bis dahin kaum erträgliche Schmerzen geringer werden, z.T. sich gänzlich verlieren, zeigt, welch einfache Hinweise schon hilfreich sein können.

Es ist uns geläufig, daß Schmerzen und Beschwerden in Zeiten schlechter nervlicher und körperlicher Verfassung verstärkt auftreten oder intensiver empfunden werden. Das dem Willen nicht unterliegende, selbständige (autonome) Nervensystem vermittelt zwischen seelischem Empfinden und Organfunktion. Dieser Vermittler ist von beiden Seiten, vom Körper (Soma) und der Seele (Psyche), beeinflußbar. Wird seine Tätigkeit den Erfordernissen nicht gerecht, ist sie den Bedürfnissen nicht angepaßt oder überschießend aktiv, so kann der Betroffene an sogenannten psychosomatischen Störungen erkranken. Nicht weit ist der Weg zu den Erscheinungen der Vegetativen Dystonie. Wie oft findet man diese Diagnose in den Patientenblättern! Sie ist ein Sammeltopf, in dem oft alles landet, was man nicht klar definieren kann. Sie gleicht einem Werturteil mit negativem Vorzeichen. Zahlreiche klinische Untersuchungen sind gemacht worden – Ergebnis: alles o.B. Was bleibt, ist nur noch die Empfehlung, einen Psychotherapeuten aufzusuchen oder mit Tranquilizern die Nerven zu beruhigen. Die Hilflosigkeit und Verzweiflung, mit den Beschwerden nicht ernst genommen zu werden, bahnt den Weg zur Depression. Resultat: Psychopharmaka, Antidepressiva. Die Dosis wird gesteigert, die Mittel werden gewechselt, man kann nicht mehr auf sie verzichten, Abhängigkeit bahnt sich an.

Der Anteil der Patienten, die den Arzt für Naturheilverfahren auf Grund dieser funktionellen Beschwerden aufsuchen, ist groß. Das aufeinander abgestimmte Zusammenspiel aller körperlichen Funktionen, Stoffwechsel, Hormontätigkeit, Kreislauf, Nervensystem und Psyche, kann durch Dysharmonie eines jeden Anteils gestört werden. Seien es körperliche Schäden durch Streß (Magengeschwür), Durchblutungsstörungen, Depressionen. Die wenigen Beispiele sollen das Verständnis erweitern für die Ursachen, aber auch für die Behandlungsmöglichkeiten dieser Funktions- und Regulationsstörungen. In vielen Fällen von Nervenerkrankungen (Neurosen), die psychiatrisch behandelt werden, spielen diese Faktoren eine Rolle. Ihr Einfluß sollte immer wieder erwogen und mitbehandelt werden.

An dieser Stelle wäre auch ein Wort zum Thema *Sucht* zu sagen. Die Hintergründe dieses Problems sind vielgestaltig und von ethischer, sozialer und ärztlicher Seite zu sehen. Aus medizinischer Sicht können die Beschwerden der psychovegetativen Funktionsstörungen, zumal bei hierzu Disponierten, zum Mißbrauch symptomatisch wirkender Medikamente führen. Viele dieser Mittel machen ihrerseits wiederum süchtig. Die abblendende und dämpfende Wirkung des Alkohols und der Rauschmittel ist als Hilfe verlockend. Sie erscheinen als letzter Ausweg bei den heute so erschreckend zunehmenden Ehe- und Partnerproblemen, der »Motivationslosigkeit« vieler Jugendlicher.

Neben diesen äußeren Anlässen ist aber in fast allen Fällen Voraussetzung für das Abgleiten in eine Sucht eine bestimmte Persönlichkeitsstruktur. Dies gilt besonders für den Alkoholiker. Der Alkoholismus ist keine Charakterfrage oder Willenssache, sondern eine echte Krankheit, an der 1,8 Millionen (1980) Menschen in der Bundesrepublik behandlungsbedürftig erkrankt sind. Die Kosten hierfür belaufen sich auf 17 Milliarden DM.

Angesichts der Bedeutung, die der Alkoholismus in persönlicher und sozialpolitischer Hinsicht bekommen hat – und die Zahlen sind ansteigend –, müssen auch die Ärzte mehr als bisher über diese Krankheit informiert sein. Sie sollten von den Hilfsmöglichkeiten der »Anonymen Alkoholiker« wissen und sich nicht scheuen, einmal an ihren Zusammenkünften teilzunehmen. Großes Verständnis für die Betroffenen und vorsichtigere Auswahl bestimmter Pharmaka würden daraus erwachsen. Die umstimmenden, aktivierenden Methoden der biologischen Medizin können ein alternatives Angebot gegenüber der Pharmakotherapie sein. Eine psychotherapeutische Führung des Patienten ist dabei selbstverständlich notwendig.

Sucht im abgewandelten Sinne kann man auch das Bedürfnis nennen, gegen jede Unpäßlichkeit, Beschwerden und Regulationsstörungen zu einer Arznei zu greifen. Erwartet wird dabei schnelle Hilfe zur Symptombeseitigung, in Kauf genommen werden – oft unbedacht – Neben- oder Folgewirkungen. Selbstregulation und Motivation zur Eigeninitiative werden ausgeschaltet. Wir berühren hier ein Thema, das die Grundlagen der etablierten Medizin auf der einen Seite und der biologischen Heilverfahren auf der anderen Seite betrifft: hier die Befundabdeckung mit einem Medikament, auf der anderen Seite der Versuch zur Selbstkorrektur durch Einsatz naturgemäßer Mittel.

Ist der Patient zu der Einsicht gekommen, daß er abhängig geworden ist (von Medikamenten, vom Alkohol, vom Nikotin), und hat er den ernsten Wunsch, diese Sucht zu überwinden, so kann man ihm mit Hilfe verschiedener Naturheilverfahren eine wirkungsvolle Hilfe anbieten. An erster Stelle steht die Akupunktur, d. h. sowohl die Ohr- als auch die Körperakupunktur. Je nach Schwere des Krankheitsbildes unterstützt durch entgiftende Maßnahmen, Leberstütze, Ozon- und Sauerstofftherapie, homöopathische Medikamente und das Autogene Training, für den Alkoholiker immer begleitet durch eine Selbsthilfegruppe.

Das ständig anwachsende, erdrückende Überangebot an chemischen Mitteln ist kaum noch zu übersehen. Es werden zwar immer wieder Arzneien, die trotz vorausgegangener Testung am Tier und in klinischer Erprobung als unbedenklich erklärt wurden, wegen später erkannter, unerwarteter, schädlicher Nebenwirkungen aus dem Handel gezogen. Die Gesamtmenge wird aber nicht geringer, sondern größer. Man spricht vom Pharmaschock in der Kostenexplosion, die die Medizin erlebt. Allein für Beruhigungsmittel, Schmerzarzneien und Psychopharmaka werden jährlich mehrere Milliarden Mark ausgegeben. Abgesehen von der finanziellen Frage wissen wir nicht, welche Wechselwirkungen die Grundsubstanzen untereinander eingehen, welche Reaktionen sie im Körper, außer den angestrebten, auslösen. Die Effektivität vieler Arzneien scheint sich mit den unerwünschten Nebenwirkungen die Waage zu halten, die Gegenanzeigen oft die Indikationen zu überdekken. Trotzdem nimmt jeder Bundesbürger während seines Lebens im Durchschnitt etwa 36000 Arzneitabletten ein, »dabei haben ca. 15% die Veranlagung, an Nebenwirkungen zu erkranken« (Prof. *Dubbels*).

Es soll hier nicht der Stab über die Chemotherapie gebrochen werden. Es geht um eine Beschränkung auf den Einsatz in den Fällen, in denen einfache und gefahrlose Mittel und Anwendungen nicht ausreichen. In der Verantwortung des Arztes, der beide Behandlungsrichtungen kennt, liegt die Entscheidung für den zeitgerechten Einsatz des entsprechenden Medikaments. Über das Hochschulwissen hinausgehende Kenntnisse der anderen Seite und die Erfahrung des Arztes sollen Maßstab für die Auswahl sein. Weder durch die Arzneimittelpolitik noch durch Werbung oder finanzielle Überlegungen darf sich der Arzt beeinflussen lassen.

Abschließend sei die Behandlung funktioneller Beschwerden bei der vegetativen Dystonie, bei psychosomatischen Störungen und bei der Suchtentwöhnung noch einmal zusammengefaßt:

An erster Stelle steht das ärztliche Gespräch.
Basisbehandlung: Lebensordnung, Motivation zur Eigeninitiative.
Körpertraining zur Anregung von Kreislauf und Durchblutung.
Abgestufte Hydrotherapie,
Entspannungsbehandlung, Atemtherapie.
Wiederherstellung des energetischen Gleichgewichts durch Akupunktur und Moxibustion.
Ernährungsberatung,
Ausschaltung der Genußgifte (Kaffee, Nikotin, Alkohol).
Pflanzenheilmittel, z.B. Rhytestin, Sedaphin, Cesradyston, Plantival, Dysto-Loges, Psychoneuroticum-Inj. u.a. Homöopathie.
Bei Sucht: Entgiftung, Leberstütze, Ozon-Sauerstoff-Therapie, Akupunktur.

Herz-, Kreislauf-, Gefäß- und Durchblutungsstörungen

Herz- und *Herzkranzgefäßerkrankungen* stehen heute an erster Stelle der Todesursachen. Am meisten gefürchtet ist der Herzinfarkt. Die wissenschaftliche Forschung befaßt sich intensiv mit den auslösenden Faktoren und den Möglichkeiten der Behandlung, neue Erkenntnisse führen immer wieder zu einem Wandel der Anschauungen.

So tritt z. B. heute die Bedeutung der psychischen Verfassung gegenüber den »klassischen« Risikofaktoren wie Rauchen, Bewegungsmangel, hoher Fettspiegel und Blutdruck, Zuckerkrankheit und Übergewicht mehr in den Vordergrund. Bestimmte Verhaltensweisen, z. B. Ungeduld, Aggressivität und Unrastigkeit, spielen offensichtlich eine größere Rolle für die Entstehung des Infarktes als Streß und Überarbeitung. Sie charakterisieren den A-Typ, der ehrgeizig in möglichst kurzer Zeit möglichst viel erreichen will. Er leidet unter der »Angina temporis«, der Zeitnot. Konfliktsituationen, Spannungszustände in der Familie und im Beruf treiben diese Menschen zu doppelter Aktivität. Rauchen und Essen zur Kompensation wirken sich doppelt ungünstig aus.

Nach Prof. *Sigrist*[15] sehen dann die Riskofaktoren folgendermaßen aus:

1. »Klassische« Risikofaktoren
2. Chronisch-soziale Risikosituation
3. Psychische Risikodisposition (A-Typ)
4. Akute, lebensverändernde Ereignisse in vorbelasteter Phase (z. B. Verlust des Ehepartners)

Dem A-Typ steht gegenüber der B-Typ, der von seiner Natur her sportlich, spielerisch-gelassen ist, und für den die Risikofaktoren wesentlich geringer sind. Prof. *Halhuber*[16] hat diese Erkenntnisse seinen Empfehlungen zur Vorbeugung und Rehabilitation zugrunde gelegt.

Die beste Vorsorge ist eine naturgemäße Lebensführung und die Erkenntnis der eigenen Risikoprobleme. Bei nervlich und psychisch belastender Disposition muß durch entspannende Verfahren ein Schutz aufgebaut werden. In einer Anti-Streß-Behandlung geht es um den Abbau der nervlichen Risikosituation. Durch körperliches Training (Sport, Spiel, Physiotherapie) wird die Widerstandskraft des Körpers erhöht.

Die Sauerstoffkonzentration im Blut ist bei der koronaren Herzkrankheit (Durchblutungsminderung des Herzens) von ganz besonderer Wichtigkeit. Ohne ausreichendes körperliches Training geht nach dem 30. Lebensjahr die Sauerstoffaufnahmefähigkeit des Blutes zurück. Eine Ausdauerbelastung, die bis in das hohe Alter sinnvoll ist, wirkt dem entgegen. Dabei ist der ärztliche Rat über Form und Intensität zu beachten. Ist ein Körpertraining, aus welchen Gründen auch immer, nicht möglich, ist die Sauerstoff-Mehrschritt-Therapie zur Anhebung des Sauerstoffanteils im Blut dringend zu empfehlen.

Über die Bedeutung der Medikamente Strophantin und Digitalis bestehen seit einigen Jahren unterschiedliche Auffassungen. Während man von schulmedizinischer Seite die Einnahme von Strophantin (z.B. Strodival) für unwirksam hält, wird von anderer Seite (Kern, v. Ardenne) besonders der vorbeugende Effekt im akuten Herzanfall betont. Sofortige Einnahme, noch ehe ärztliche Hilfe zur Stelle ist, soll das Infarktgeschehen günstig beeinflussen.

Umstimmung der nervlichen und vegetativen Verhaltensweisen durch Entspannungsbehandlung (Autogenes Training, Yoga) Ziel: Gelassenheit

Herz- und Kreislauftraining durch angepaßte Aktivitäten. Kneipptherapie.

Biologische Vollwertkost zur Beeinflussung der Stoffwechsel-Risikofaktoren. Rauchverbot.

Sauerstoff-Mehrschritt-Therapie.

Phytotherapie, z.B. Crataegus, Stenocrat, Carduben, Cardiodoron.

Im akuten Herzanfall: Strodival, Nitropräparate

Kreislaufstörungen: Gegen erhöhten oder zu niedrigen Blutdruck gibt es unter den Naturheilverfahren viele erfolgreiche Behandlungsmöglichkeiten, besonders dann, wenn die Störung funktionell, d.h. nicht organisch bedingt ist oder starken Schwankungen unterliegt. Wenn eine ärztliche und labortechnische Untersuchung die Diagnose geklärt hat, ist der Patient nicht nur auf ein Medikament angewiesen.

Dem *Blutunterdruck* liegt oft eine veranlagte, vegetativ-nervliche Labilität zugrunde. Überempfindlichkeitsreaktionen und Regulationsstörungen durch äußere Reize können dann zu dem Trugschluß führen, mit Dämpfungs- und Beruhigungsmitteln diese Empfindlichkeit abblenden zu müssen. Hier hilft nur ein breitbasiges Programm im Sinne der körperlich-seelischen Trainings- und Regulationsbehandlung.

In vielen Fällen des Blutunterdrucks besteht eine zu schwache Nebennierenrindentätigkeit oder ein allgemeiner Energiemangel. Wirkungsvollste Behandlung ist die Moxa-Therapie, die nach Anleitung zum Teil auch selbst durchgeführt werden kann. Später kommt dann die Akupunktur zum Einsatz.

Die Grundlage der Behandlung des niedrigen Blutdruckes ist das Kreislauftraining. Kein Tag sollte ohne eine Anwendung vergehen: Trockenbürsten, Gymnastik mit isometrischen Spannungsübungen, wechselwarme Kneippanwendungen in Form von Teilbädern und Güssen, Waschungen, Bürstenbäder mit Rosmarin- und Kalmusextrakt; Sauna, zunächst ohne Benutzung des Tauchbeckens, Abkühlung durch Kneippgüsse; Sport- und Spielarten ohne Langzeit- oder Dauerbelastung in langsam gesteigerten Intervallen und Intensitäten. Da der an Unterdruck Leidende leicht friert, soll vor und nach kurzen Schwimmperioden immer wieder Wärme zugeführt werden (heiße Dusche). Danach jeweils kurze Kaltanwendung. Ergibt die Blutsauerstoffmessung einen Mangel, kann eine Sauerstoff-Ozon-Behandlung sehr wirkungsvoll sein. Pflanzenarzneien als Tee werden aus Enzian, Tausendgüldenkraut, Bitterklee, Kalmus und Engelwurz hergestellt. Die Ernährung besteht aus einer gewürzreichen biologischen Grundkost. Im übrigen geht es hier nicht ohne ein absolutes Rauchverbot! Fällt die Entwöhnung von Nikotin schwer, kann Akupunktur sie erleichtern. Homöopathische Arzneien, vor allem als Konstitutionsmittel, sowie Vitamin- und Mineraltabletten unterstützen die Behandlung.

Für die Entstehung eines *hohen Blutdruckes* gibt es verschiedene Ursachen, beispielsweise Herzschwäche, Nierenstörungen, Gefäß- und Stoffwechselerkrankungen. Der Bluthochdruck bedarf einer ständigen ärztlichen Überwachung und Behandlung. Neben den notwendigen Arzneien können folgende Maßnahmen unterstützend empfohlen werden: Sportarten ohne Hochleistung, insbesondere Golf, Jogging, Radfahren, Wandern und Schwimmen, Gymnastik – also viel Bewegung an frischer Luft. Hydrotherapie in Form von mild-warmen Wechselanwendungen wie ansteigenden Armbädern, wechselwarmen Fußbädern und Güssen. Auch die Sauna wird bei funktionellen Hochdruckformen, nach Vorbereitung durch Kneippanwendungen, gut vertragen. Das gesamte Trainingsprogramm erfordert eine Abstimmung mit dem Arzt. In der Ernährung ist Kochsalz einzuschränken, auf Kohlenhydrate und Fett sollte bewußt geachtet werden, damit ein Übergewicht vermieden wird. Aus der Naturapotheke kommen neben homöopathischen Mitteln Weißdorn, Mistel, Melisse, Hopfen in Frage. Große Bedeutung kommt der Herdsanierung zu. Atemtherapie und Entspannungsübungen stellen eine sinnvolle Ergänzung dar.

Gefäß- und *Durchblutungsstörungen.* Je nach Befall unterscheiden wir arterielle, venöse und *lymphatische Gefäßerkrankungen.*

Um mit den letzteren zu beginnen: Der bekannte rote Streifen bei einer Entzündung – z.B. einem Umlauf am Finger – ist Zeichen einer Lymphgefäßentzündung, im Volksmund Blutvergiftung. Hier geht es nicht ohne Penicillin, lokal dazu Quark-, Arnika- oder Heilerdeauflagen und Sanierung des Entzündungsherdes. Liegt er im Hand- oder Fußbereich, sind Überwärmungs-Teilbäder außerordentlich wirksam.

Eine erstaunliche Wirkung läßt sich beim Panaritium (Nagelbettentzündung) mit Akupunktur erreichen. Frühzeitig eingesetzt, in Kombination mit Enzymen und Überwärmungsbädern, gelingt es meist, ohne Antibiotika oder chirurgischen Eingriff auszukommen.

Aus rein wissenschaftlich-klinischer Sicht gibt es hierfür keine Erklärung. Auch die Annahme einer Placebo- oder suggestiven Wirkung klingt unwahrscheinlich. Für den biologischen Arzt handelt es sich ohne Zweifel um eine Anregung der körpereigenen Abwehrkräfte, die über die Lenkung der Energie in Gang gesetzt wird. In dieser Auffassung wird der Arzt, der sich mit der chinesischen Medizin beschäftigt, immer wieder bestätigt.

Bei Lymphstauungen bewähren sich Wechsel-Kneippgüsse und die Enzymtherapie sowie Pulv-Hydrops zur Entwässerung und die manuelle Lymphdrainage nach *Vodder*.

Auch bei *arteriellen Durchblutungsstörungen* steht die Akupunktur an erster Stelle. Das gefürchtete Raucherbein erfordert den Einsatz der verschiedenen Methoden der Naturheilverfahren. In vielen Fällen kann dadurch ein operativer Eingriff vermieden werden. Die Sauerstoffbehandlung als Inhalation und in Form der Ozon-Sauerstoff-Therapie kombiniert mit aktiven Gefäßübungen (Ratschowsche Lagerungsübungen) und Gehtraining (3mal täglich 15 bis 20 Minuten Gehen bis zum leichten Schmerz) haben subjektiv und objektiv erstaunliche Wirkung.

Frau *E. Dicke* erfand bei dieser Erkrankung am eigenen Körper die Bindegewebsmassage, die sich bis heute hervorragend bewährt hat. Milde Kneipp-Anwendungen als Fern-Teilbäder sollten immer zu den Behandlungen gehören. Die Wirkung solcher Maßnahmen zielt nicht in erster Linie auf die Öffnung geschlossener Gefäße – das gelingt nur selten –, vielmehr fördern sie die Bildung neuer Umgehungsgefäße (Kollateralen), die die verstopften Gefäße überbrücken. Daß ein absolutes Nikotinverbot besteht, ist selbstverständlich. Zur Erleichterung der Entwöhnung können eine elektrostimulierte Ohr-Akupunktur, Autogenes Training und eine Arznei auf pflanzlicher Basis wie Antinicoticum-Tropfen dienen.

Die Anwendung biologischer Heilverfahren bei *Schlaganfällen* beschränkt sich auf die Nachbehandlung: Frühzeitige Krankengymnastik, physikalische Therapie (Elektrobehandlungen, Kneippanwendungen), Kontrolle des Ernährungsfahrplanes, Neuraltherapie, Sauerstoffbehandlung. Auch hier nimmt die Behandlung mit Akupunktur einen hervorragenden Platz ein. Bereits 1973 wurde von russischer Seite (*Tykotschinskaja*[17]) darauf hingewiesen, daß die Akupunktur als eine der wirksamsten Methoden in der Rehabilitation zu betrachten ist. Die inzwischen ergänzend zur Körperakupunktur entwickelte Schädelakupunktur hat eine weitere Verbesserung der Ergebnisse gebracht, wie auch eigene Erfahrungen aus der Praxis zeigen.

Die Auswahl der Arzneien zur Herzstütze, Durchblutungsförderung und Blutdruckbeeinflussung richtet sich nach der Art des Krankheitsbildes. Sauerstoff- und Zelltherapie können die Wiederherstellung sehr günstig beeinflussen.

Venösen Durchblutungsstörungen (Krampfadern, Entzündungen, Thrombosen) liegt meist eine allgemeine Bindegewebsschwäche, speziell der Venenwand, zugrunde. Blutabflußbehinderungen, Bluteindikkung und Kreislaufschwäche (z. B. nach Operationen) führen zu Stauungen im Blutrückfluß. Verletzungen oder fortgeleitete Entzündungen stellen dann eine ernste Gefahr dar. Venenentzündungen der Beine erfordern die Entscheidung, ob durch einen Zinkleimverband das Gehvermögen während der Behandlung erhalten bleiben kann, oder ob bei Bettruhe Blutegel angelegt, bzw. kühle Quark- oder Heilerde-Packungen verordnet werden sollen. Gegen die Entzündung wirken Enzymtabletten und pflanzliche Arzneien aus Aesculus, Hamamelis, Arnika und Lachesis. Vorsorglich können bei Venenschwäche (Krampfadern) empfohlen werden: aktives Training der Beinmuskeln, die als Venen-Pumpe den Blutrückfluß fördern, durch Wandern, Radfahren, Ratschowsche Lagerungsübungen, Kniebeugen, Yoga-Übungen mit umgekehrter Körperhaltung und Atemtherapie. Bei Bauchatmung wirkt das Zerchfell als Pumpe für den Blutrücklauf aus den Beinen. Diese Übungen haben auch in der Schwangerschaft besonderes Gewicht. Zur Behandlung gehören weiter die Kneipptherapie (kalte Füße fördern den Blutstau), Akupunktur, Lymphdrainage und eine salzarme Kost. Auf zweckmäßige Fußbekleidung mit einer Stütze bei Senk- und Spreizfuß, besonders in den Stehberufen, ist zu achten. Venenwandschwäche, Blut- und Lymphstau sind auch eine Indikation für die Sauerstoff-Mehrschritt-Therapie.

Hämorrhoiden sind Venenknoten am Darmausgang. Im Falle akuter Stauung empfiehlt sich die Hochstellung des Bettes am Fußende um etwa 10 Zentimeter (Buch oder Ziegelstein). So wird eine Blutstauung im kleinen Becken abgeleitet. Erhöhung mit einem Keilkissen genügt nicht und schadet eher Rücken und Kniegelenken. Weiter helfen Lehmwasserauflagen, Saftfasten und Sorge für einen weichen Stuhlgang. Immer wieder erstaunlich ist die Wirkung der Akupunktur im Anfall akuter Hämorrhoiden-Stauung, -Thrombose und -Entzündung. Im übrigen decken sich die Empfehlungen mit denen bei Venenerkrankungen. Vorsorgliche Behandlung durch Eichenrinden- und Zinnkraut-Bäder und alle Anwendungen, die eine gute Beindurchblutung fördern, kann Rückfälle verhindern.

Erkrankungen der Verdauungsorgane

Die Funktion der inneren Organe wird durch das autonome Nervensystem gesteuert, das unserer unmittelbaren Willensbeeinflussung entzogen ist. Eine Ausnahme bildet die Atmung, die bis zu einem gewissen Grad auch bewußt reguliert werden kann.

Das vegetative autonome Nervensystem mit seinen gegensinnig wirkenden Anteilen Vagus und Sympathikus ist, wie im Kapitel Nervensystem beschrieben, der Mittler zwischen organischem und nervlichem Geschehen. So wird verständlich, daß einerseits viele, ja die meisten Erkrankungen der Verdauungsorgane nicht auf ein einzelnes Organ beschränkt bleiben, andererseits Fehlregulationen im vegetativen Bereich sich auf die Stoffwechselorgane auswirken können. Die funktionellen sind von den organischen Beschwerden in vielen Fällen nicht zu unterscheiden. Erkennbare Ursachen sind oft Ernährungsfehler, Alkohol- oder Nikotinmißbrauch und nervlich-seelische Belastungen. Eine anlagemäßig bedingte vegetative Empfindlichkeit ist häufig aus der Vorgeschichte zu entnehmen.

Funktionelle Störungen wirken sich in erster Linie am *Magen* und *Zwölffingerdarm* aus. Typisch ist dann ein Nüchternschmerz im Oberbauch, der sich nach kleinen Mahlzeiten bessert. Völlegefühl, Krämpfe in den Därmen und oft wechselnde Stuhlkonsistenz weisen ebenfalls auf funktionelle Störungen hin. Grundsätzlich dürfen diese aber erst dann angenommen werden, wenn organische Erkrankungen diagnostisch ausgeschlossen wurden. Von Bedeutung ist der Hämoccult-Test, mit dem auf Blut im Stuhl untersucht wird. Ein weiterer Hinweis auf vegetative Ursachen ist die Beobachtung, daß in der Entspannung des Urlaubs die Beschwerden verschwinden.

Die Behandlungsmöglichkeiten funktioneller Störungen der Verdauungsorgane sind damit bereits angedeutet. Als unterstützende Verfahren gelten sie auch bei der Therapie organischer Erkrankungen. Im akuten Stadium gehen einige einleitende Fastentage speziellen Ernährungsformen voraus. Wärmeanwendungen auf den Leib werden kombiniert mit homöopathischen Mitteln, Heilerde und Tees aus Schafgarbe, Wermut, Tausendgüldenkraut und Kamille. Ausschaltung aller Reizmittel und Rauchverbot sind selbstverständlich. Die Mahlzeiten sollen in ruhiger und entspannter Atmosphäre eingenommen werden. Die Nachteile eines Schichtdienstes und eines gehetzten Tagesablaufes wirken sich besonders ungünstig aus. Ist eine Änderung der nachteiligen Lebenssituation nicht möglich, aber auch in allen anderen Fällen funktioneller Fehlregulationen, gehört das Autogene Training zu den wertvollsten Hilfen. An Kneippanwendungen gibt es Heubeutel-Leibauflagen, Lenden- und Kurzwickel, ansteigende, später wechselwarme Teilbäder.

Ein allgemeiner Energiemangel, der oftmals in solchen Fällen zu beobachten ist, ist eine Indikation für die Moxabehandlung, und hier in einer speziellen Form: Auf dem Bauchnabel wird über einer Scheibe Ingwer oder einer dünnen Lage Kochsalz das Moxakraut abgebrannt. Bindegewebsmassage und Segmenttherapie haben sich bewährt.

Funktionelle Erkrankungen des Darmes können sich durch zu geringe Aktivität (Atonie) oder durch Überfunktion (Spastik) äußern. Der nervliche Einfluß ist hier von Bedeutung. Angst und Erwartung können auf den Darm schlagen, *Durchfall* ist das Resultat. Spannungszustände führen oft zu *Verstopfung*. Die verschiedenen Entspannungsverfahren sind dann angezeigt.

Viel zu wenig Beachtung finden die Erkenntnisse aus der Symbioseforschung. Die große Bedeutung der Dysbiose und ihre Auswirkung auf den Gesamtorganismus wird in einem eigenen Kapitel besprochen. Stuhlträgheit ist in den meisten Fällen auf diesem Wege zu beheben, genügt dies nicht, müssen Ernährungsumstellung, physikalische Therapie, insbesondere Kneippanwendungen und Bindegewebsmassagen, sowie die Akupunktur zusätzlich eingesetzt werden. Ausgezeichnet wirkt bei chronischer Verstopfung eine »*Xaver-Mayr*-Kur«. Auf jeden Fall muß versucht werden, eine normale, regelmäßige Verdauungstätigkeit wiederherzustellen und von dem Dauergebrauch von Abführmitteln abzukommen. Dies gelingt gerade mit den besprochenen Naturheilverfahren sehr gut.

Beeinflussung durch richtige Kost, evtl. spezielle Ernährungsformen auf biologischer Grundlage.
Ausschluß von Reizmitteln aus der Nahrung.
Vegetativ wirksame Entspannungsverfahren.
Lokale und allgemeine Kneipptherapie.
Bindegewebsmassage, Akupunktur und Moxa.
Symbioselenkung.
Homöopathie und Pflanzenarzneien aus Wermut, Kamille, Tausendgüldenkraut, Schafgarbe, Rhabarber.
Heilerde.
Bei Verstopfung: 2mal täglich ½ Becher Bioghurt mit je 1 Eßlöffel Leinsamen, Weizenkleie und Milchzucker; im Müsli eingeweichte Backpflaumen. Anfangs evtl. Wörisetten oder Früchtewürfel.
Bei Durchfall: Nahrungsentzug, aber Flüssigkeitszufuhr (Kamillentee) und Brühe aus pflanzlichen Brühwürfeln zur Salzzufuhr. Heilerde, Heidelbeermuttersaft, Perenterol, Uzara o. ä.

Erkrankungen der ableitenden Harnwege und Geschlechtsorgane – Bruchleiden

Die Erkrankungen der ableitenden Harnwege können die Nieren, das Nierenbecken, den Harnleiter, die Blase und die Harnröhre betreffen.

Akute *Nierenentzündungen* treten meist als Folge einer Infektionskrankheit auf (Angina, Scharlach), können aber auch durch die Fernwirkung eines Herdes ausgelöst werden. Sie bedürfen stets einer sofortigen, intensiven Behandlung mit allen notwendigen Mitteln, wobei die biologischen Verfahren ergänzend und unterstützend eingesetzt werden können: ableitende Maßnahmen bei Fieber (Wadenwickel, Serienwaschung), Heubeutelauflagen zur Schmerzlinderung, Anregung der Durchblutung und Harnausscheidung; innerlich Berberitzen-, Bärentraubenblätter- oder Johanniskrauttee. Strenge ärztliche Überwachung mit Blutdruck- und Urinkontrollen ist unerläßlich, damit die akute Nierenentzündung nicht in eine chronische Form übergeht, sondern vollständig zur Ausheilung kommt.

Die *chronische Nierenentzündung* bedarf vor allem einer konsequenten Diät, wobei die allgemeinen Empfehlungen bezüglich Salzzufuhr, Eiweißgehalt usw. mit der biologischen Vollwertkost zu verbinden sind.

Eine *Nierenbeckenentzündung* kommt im allgemeinen durch eine aufsteigende Infektion von der Blase oder fortgeleitet aus der Umgebung zustande. Vorbeugen gegen Blasenerkältung (für warme Füße sorgen) ist daher oberstes Gebot. Für die Behandlung der akuten, meist hochfieberhaften Nierenbeckenentzündung gelten im wesentlichen die gleichen Behandlungsgrundsätze wie für die Nierenentzündung. Auch hier muß unbedingt verhindert werden, daß sich ein schleichender Übergang zu einer chronischen Form vollzieht.

Blasenentzündungen sind im allgemeinen weniger gefährlich, doch meist außerordentlich schmerzhaft. Sie neigen zu Rückfällen und bergen immer die Gefahr einer zu den Nieren aufsteigenden Infektion in sich. Gleich im Anfangsstadium konsequent behandelt, können sie häufig mit naturgemäßen Mitteln wieder zur Ausheilung gebracht werden. Unter ärztlicher Aufsicht lohnt sich stets ein solcher Versuch, ehe man zu Antibiotika und Chemotherapeutika greift.

Gerade am Beispiel der Cystitis (Blasenentzündung) muß einmal darauf hingewiesen werden, daß es bei dem Gebrauch der Antibiotika besonders darauf ankommt, sie richtig zu dosieren. Daß man wegen leichter brennender Schmerzen beim Wasserlassen ein paar Tabletten eines Antibiotikums einnimmt, die noch von einer früheren Erkrankung übrigblieben, ist ganz unsinnig und außerdem gefährlich. Die beabsichtigte keimtötende Wirkung der Antibiotika – für heftige Entzündungen sinnvoll und erforderlich – muß in vollem Umfang ausgenutzt werden, damit nicht gerade die besonders widerstandsfähigen Bakterien übrigbleiben und in kürzester Zeit die nächste Erkrankung auslösen. Der Einsatz dieser hochwirksamen Mittel sollte daher nie ohne ärztliche Anweisung erfolgen, damit die richtige Dosis gewährleistet ist. Durch Begleit- bzw. anschließende Therapie mit biologischen Mitteln im Sinne der Symbioselenkung kann einer Schädigung der Darmbakterien entgegengewirkt werden (Perenterol, Rephalysin u.a.). Bei Blasenerkrankungen bewähren sich besonders temperaturansteigende Fußbäder und Sitzbäder mit Eichenrinden- oder Zinnkrautzusatz, Heubeutelauflagen auf die Blasengegend, die Moxabehandlung der chinesischen Medizin und homöopathische Medikamente.

Für die vorbeugende, d.h. abhärtende Behandlung steht die Beseitigung chronisch kalter Füße ganz im Vordergrund. Saunagänger seien in diesem Zusammenhang auf die obligaten Fußbäder vor und nach dem Saunabad sowie zwischen den einzelnen Gängen ausdrücklich hingewiesen. Auch nach dem Schwimmen müssen die Füße wieder erwärmt werden.

In der Behandlung von *Nieren-* und *Harnleitersteinen* können naturgemäße Heilverfahren nur bedingt zum Einsatz kommen. Läßt die Größe des nachgewiesenen Steins einen Abgang auf natürliche Weise möglich erscheinen, sind ansteigende Fußbäder, Sitzbäder (mit Heublumen- oder Zinnkrautextrakt), Bindegewebsmassagen, Akupunktur und biologische Mittel (z.B. Urol, Nieron, Rowatinex, Uralyt) hilfreich. Autogenes Training kann dazu beitragen, die Verkrampfungen zu lösen, reichliches Teetrinken und intensive Bewegung (Hüpfen) kann den Abgang erleichtern (Nierontee, Urologicum, Bärentraubenblättertee u.a.). Eine Auflösung von Steinen ist gelegentlich möglich, wenn die chemische Zusammensetzung bekannt ist. Zur Vorbeugung gegen erneute Steinbildung kann es sinnvoll sein, bestimmte Nahrungsmittel zu meiden. Ein Entspannungsverfahren sollte erlernt und regelmäßig geübt werden, da es deutliche Zusammenhänge zwischen Streß und Steinbildung gibt.

Bei allen Erkrankungen der ableitenden Harnwege kommt es zu Störungen der Urinausscheidung. Die entgiftende Funktion muß daher z.T. vom Darm und von der Haut mit übernommen werden durch schweißtreibende Maßnahmen und Anregung der Darmtätigkeit.

Die den biologischen Heilverfahren zum Teil zugängigen Erkrankungen der *Unterleibsorgane* des *Mannes* sind die der Prostata (Vorsteherdrüse), ferner Impotenz und verminderte Zeugungsfähigkeit.

Der im Alter häufig auftretenden gutartigen Vergrößerung der Prostata kann in begrenztem Umfang entgegengewirkt werden durch verschiedene pflanzliche Arzneimittel wie Prostagutt, Urgenin, Harzol, Prostamed oder Kürbis-Granufink, die zwei Monate lang genommen werden.

Nach einem Monat geht man auf ein anderes Mittel über. Chronisch kalte Füße stellen auch hier eine ungünstige Belastung dar. Die energetischen Verhältnisse spielen bei der Entstehung dieses Krankheitsbildes (Tendenz zur Yin-Strukturierung) ohne Zweifel eine Rolle und sollten vorbeugend Beachtung finden.

An homöopathischen Mitteln haben sich Melilotus, Cantharis, Aesculus, Lachesis, Carduus und Hamamelis besonders bewährt, die je nach Arzneimittelbild vom homöopathischen Arzt zusätzlich eingesetzt werden. Eine vergrößerte Prostata läßt sich nicht zurückbilden. Sie bedarf der regelmäßigen ärztlichen Kontrolle, damit es nicht unbemerkt zur Urinstauung und evtl. einer Infektion der ableitenden Harnwege kommt.

Vor der Vorsorgeuntersuchung durch Probepunktion der Prostata sind warnende Stimmen laut geworden, kranke Zellen könnten in die Blutbahn geschwemmt, eine langsam verlaufende Krebserkrankung aktiviert werden. Der sich selbst überlassene Prostata-Krebs wächst vor allem im Alter oft sehr langsam und kann bis zum Tode symptomlos bleiben. Die wissenschaftliche Forschung hat sich dieses Themas jetzt verstärkt angenommen, um zu klären, ob ein aktives Eingreifen (Operation, Bestrahlung, Chemotherapie, Hormonbehandlung) einem abwartenden Verhalten vorzuziehen ist.

Hier bietet die biologische Auffassung vom Krebsgeschehen, von der körpereigenen Abwehrkraft, eine Möglichkeit, zwischen den Extremen des »aktiven Handelns« und dem »Gar-nichts-Tun« einen sinnvollen Weg zu beschreiten, d.h. eine »konservative Aktivität« zu entfalten: Kontrolle der Prostata durch Abtasten vom Darm aus – eine Schädigung der Drüse kann dabei nicht erfolgen – gehört unabdingbar zur jährlichen Routineuntersuchung. Diese rektale Untersuchung vermag in etwa 80 % der Fälle einen Krebsknoten aufzudecken (Marberger[18]). Im Verdachtsfall werden die üblichen Labortests durch die Summationsdiagnostik erweitert. Je nach Befund wird die klinische oder biologische Krebszusatztherapie in ihren verschiedenen Abstufungen eingesetzt.

Impotenz kann durch Energiemangel und psychische oder hormonelle Störungen ausgelöst werden. Autogenes Training und evtl. weiterführende Psychotherapie können hier oft bereits eine Hilfe sein, körperliche Erschöpfung und Energiemangel müssen beseitigt werden (Moxabehandlung, Sauerstofftherapie).

Bei der durch Spezialuntersuchungen nachgewiesenen verminderten Zeugungsfähigkeit kann die Zelltherapie oft helfen. Auch hier sollte das Allgemeinbefinden durch entsprechende naturgemäße Maßnahmen (Ernährung, Kreislaufanregung, Vitamin- und Sauerstoffzufuhr) angehoben werden.

Die *weiblichen Unterleibsorgane* sprechen auf die Naturheilverfahren außerordentlich gut an. Zahlreiche Faktoren spielen hier bei Fehlregulationen und Erkrankungen eine Rolle. Die besonderen anatomischen Verhältnisse können Infektionen (auch durch Pilze) begünstigen.

Bereits in der Jugend ist auf eine sorgfältige Hygiene zu achten. Das Verschleppen von Darmbakterien in die Scheidenregion durch unzweckmäßige Reinigung ist schon beim Säugling eine Gefahr. Die natürliche Scheidenflora darf nicht durch desinfizierende Spülungen und Desodorantia (z.B. auch auf Monatsbinden) geschädigt werden. Pilzbesiedlung wird dadurch begünstigt. Ebenso wie auf allen anderen Schleimhäuten unseres Organismus bietet auch die Mikroflora der Vagina einen unsichtbaren Schutz gegen Infektionen. Liegt bereits eine Schädigung vor, so muß die Gesundung der Flora auch in diesem Bereich angestrebt werden (z.B. Vagiflor). Auch die Blase kann bei derartigen Infektionen in Mitleidenschaft gezogen werden.

Psychische Belastungen sind oft Ursache funktioneller Störungen der weiblichen Unterleibsorgane. Sie können sich auf den Zyklus auswirken (zeitliche Verschiebungen, Verstärkung oder Ausbleiben der Blutungen, Regelschmerzen usw.) und das natürliche Geschehen in den Wechseljahren stören.

Seelisches Gleichgewicht ist auch hier die Grundlage des Wohlbefindens. Eine naturgemäße Lebensweise und regelmäßiges Entspannungstraining wirken vorbeugend und bei Erkrankung heilsam. In das feine Wechselspiel der hormonalen Regulation sollte aus biologischer Sicht nur in ganz seltenen Fällen eingegriffen werden, d.h. nur nach operativen Eingriffen, die mit einem plötzlichen Ausfall der Hormone verbunden sind. Hier ist zunächst ein künstlicher Ersatz durch synthetische Hormone sinnvoll, bis der Körper nach und nach die Umstellung vollzogen hat.

Gynäkologische Operationen sind immer eine körperliche, bei Entfernung der Organe (Gebärmutter, Eierstöcke, Brust) auch eine erhebliche psychische Belastung für die Frau, die einer besonderen Beachtung bedarf. Die Tatsache, daß in Amerika jede zweite Frau über vierzig Jahre keinen Uterus mehr hat, führt auch bei uns zu einem Überdenken der Operationsindikationen. Muskelgeschwülste (Myome) bilden sich in den Wechseljahren meist zurück. Sie sollten nur bei unstillbarer Blutung oder zu großer Ausdehnung zur Gebärmutterentfernung Veranlassung geben. Der Senkung der Unterleibsorgane durch Bänder- und Bindegewebsschwäche kann mit konsequent durchgeführter, unter krankengymnastischer Anleitung erlernter Beckenbodengymnastik entgegengewirkt werden, wobei homöopathische Arzneimittel (z.B. Aletris), Akupunktur, Bindegewebsmassage und Zinnkrautsitzbäder unterstützend wirken. Der Überlegung, daß man an einer entfernten Gebärmutter schon mal keinen Krebs mehr bekommen könne, sollten sorgfältige Erwägungen des Operationsrisikos und der starken psychischen Belastung der Frau gegenübergestellt werden.

Regelstörungen und Wechseljahrsbeschwerden können durch pflanzliche Hormone (z.B. Phytoestrol), homöopathische Mittel (z.B. Cimicifuga), pflanzliche Arznei (z.B. Agnolyt, Mastodynon), aber auch durch Bindegewebsmassage, Atem- und Entspannungsbehandlung, Sauna und nicht zuletzt durch Akupunktur günstig beeinflußt werden. Eine erstaunliche Wirkung bringt oft eine Moorbadekur. *Bad Pyrmont* ist hierzu besonders geeignet, da hier auch neben den Moorbädern weitere sinnvolle Maßnahmen wie Massagen, Entspannungs- und Psychotherapie in den Behandlungsplan für gynäkologische Erkrankungen einbezogen werden.

Auf die Notwendigkeit regelmäßiger gynäkologischer Vorsorgeuntersuchungen muß mit Nachdruck hingewiesen werden, da für diesen Bereich die Vorteile einer Frühdiagnose erwiesen sind und bei Krebserkrankungen durch eine rechtzeitige Operation eine vollständige Heilung möglich ist. Untersuchen der Brust durch Abtasten ist mit der Unterleibsuntersuchung zu verbinden, Röntgenaufnahmen dagegen sollten nicht zur Routineuntersuchung gehören, sondern nur bei einem verdächtigen Tastbefund erfolgen. Die Thermodiagnostik kann ohne Bedenken jederzeit ergänzend hinzugenommen werden.

Unabhängig von der ärztlichen Untersuchung sollte natürlich jede Frau in gewissen Abständen selbst ihre Brust kontrollieren, am besten geht dies während der Körperreinigung mit eingeseifter Brust.

Wegen der anatomischen Nachbarschaft zu den Unterleibsorganen sei hier ein kurzer Abschnitt über das *Bruchleiden* angefügt. Es beruht auf einer lokalen Muskel- und Bindegewebsschwäche. Normale Gewebslükken an den verschiedensten Körperstellen können unnatürlich gedehnt und erweitert werden, durch die Bruchpforten können Gewebe, Bauchfell, ja sogar Darmschlingen hindurchtreten und eingeklemmt werden, was zu schweren Krankheitserscheinungen führt.

Von besonderer Bedeutung aus der Sicht der Naturheilärzte ist der *Leistenbruch.* Zur Beseitigung wird allgemein die Operation empfohlen. Sie ist unverzichtbar, wenn es zur Einklemmung gekommen ist. Geht man aber davon aus, daß ein Bruch eine funktionelle Gewebsschwäche ist, so kann ein chirurgischer Eingriff nur eine Symptombeseitigung sein. Eine ursächlich wirkende konservative Behandlung dagegen kann bei beginnender Gewebsschwäche durchaus erfolgversprechend sein. Gezielte Übungen zur Kräftigung der Bauchmuskeln und des Bindegewebes sowie durchblutungsfördernde Maßnahmen werden empfohlen. Der Erfolg hängt entscheidend davon ab, daß die Bruchpforte während des Behandlungszeitraums ständig durch ein optimal ärztlich angepaßtes Maßbruchband verschlossen gehalten wird (*Berkenheier*[19]).

Kieselsäurehaltige Arzneien (Silicea-Präparate) und Nahrungsmittel sowie Zinnkrauttee wirken bindegewebskräftigend, ebenso Schachtelhalm-Sitzbäder und Kneippanwendungen, Bindegewebsmassagen und Wandern. Schweres Heben und Tragen, Bauchpresse bei Verstopfung müssen vermieden werden.

Die Behandlung erfordert Geduld und Konsequenz (ein bis zwei Jahre). Durch Injektion bestimmter Präparate kann die konservative Therapie erweitert werden. Normalerweise werden 5–10 Injektionen in etwa 1wöchigem Abstand verabfolgt. Der Reiz der Mittel führt zu einer Verklebung des Bindegewebes im Bruchkanal.

Die Methode wird nur bei nicht zu großen Brüchen sowie bei älteren und nicht operationsfähigen Patienten empfohlen. In größerem Umfang ist sie in Amerika üblich.

In welchen Fällen eine Operation unumgänglich ist, wann zu einer konservativen Behandlung geraten werden kann, sollte der hierin kompetente Arzt entscheiden, unter dessen Leitung eine solche Therapie auch nur durchgeführt werden darf.

> Zwischen Unterleib und Füßen besteht eine Wechselbeziehung: Chronisch kalte Füße begünstigen die Entstehung von Unterleibserkrankungen aller Art.
> Alle Erkrankungen der ableitenden Harnwege müssen sorgfältig auskuriert werden, damit sie nicht chronisch werden.
> Gesunde Lebensweise und Körperpflege, biologische Ernährung und psychische Ausgeglichenheit sind die beste Vorbeugung gegen die Erkrankung der Unterleibsorgane.

Allergie

Die ständige Zunahme allergischer Erkrankungen, allein in der BRD gibt es über 2 Millionen Heuschnupfenkranke, hat zu einer intensiven Forschung auf diesem Gebiet geführt. Obwohl inzwischen detaillierte Kenntnisse über das allergische Geschehen vorliegen, ist die Therapie immer noch sehr problematisch.

Der menschliche Organismus besitzt in seinem Immunsystem einen Abwehrmechanismus, der ihm ermöglicht, eindringende schädliche Fremdsubstanzen unschädlich zu machen. Zu diesem Immunsystem rechnet man die Thymusdrüse, die Gaumen- und Rachenmandeln, die Milz, das Knochenmark, den Wurmfortsatz des Blinddarms, die Lymphknoten sowie die weißen Blutkörperchen.

Dieses Immunsystem ist zuständig für die Bildung von Antikörpern, die durch ihre Zusammensetzung in der Lage sind, Antigene, d.h. körperfremde Substanzen, zu »erkennen« und auszuschalten. Passen Antigen und Antikörper wie Schlüssel und Schloß zusammen, so kommt es zur allergischen Reaktion, bei der bestimmte Substanzen im Gewebe frei gesetzt werden (Heparin, Histamin, Serotonin u.a.), die zum Teil recht schwerwiegende Krankheitserscheinungen auslösen können.

Zu einer allergischen Reaktion kommt es immer erst dann, wenn der Organismus zum zweitenmal Kontakt mit einem Allergen hat, auf das er das erstemal unbemerkt mit der Bildung entsprechender Antikörper reagiert hat. Der Körper ist jetzt sensibilisiert. Diese Sensibilisierung kann durch jede Art der Einwirkung eines Allergens zustande kommen, meist betrifft sie jedoch Haut und Schleimhäute.

Aus biologischer Sicht kommt es also darauf an, das Immunsystem intakt zu halten. Diese Forderung erfüllen verschiedene Verfahren der Naturheilkunde, so daß es sich dabei also um ursächlich angreifende, völlig unschädliche, nebenwirkungsfreie Methoden handelt. Die biologischen Verfahren zielen auf eine dauerhafte Stabilisierung, für den akuten Notfall kommen sie nur in seltenen Fällen in Betracht.

Für eine Behandlung eignen sich alle allergischen Krankheitsbilder, d.h. Hauterkrankungen (Urticaria, Ekzem) ebenso wie Reaktionen der Schleimhäute (allergischer Schnupfen, Heuschnupfen, Asthma), aber auch Gelenkschwellungen und Ödeme.

Ist das Allergen bekannt, so muß ein Kontakt möglichst vermieden werden. Das verlangt Opfer, ist aber unumgänglich. Häufig aber wird dies gar nicht möglich sein, um so wichtiger erscheint dann eine Allgemeinbehandlung, die den ganzen Organismus in seiner Abwehrfunktion unterstützt.

Folgende Behandlungen kommen in Frage:

1. Symbioselenkung

Eine funktionsfähige Mikroflora auf den menschlichen Schleimhäuten und der Haut ist die Basis eines intakten Immunsystems, zumal die meisten Allergene über die Atemluft oder die Nahrung in den Körper gelangen oder die Haut treffen. Die Beobachtung, daß mit Symbioselenkung behandelte Kinder nur noch ganz leichte Heuschnupfensymptome bekamen, führte zur Erkenntnis, daß die Mikroflora auch für das allergische Geschehen eine zentrale Rolle spielt.

Bei Heuschnupfen sollte die Behandlung vor dem Ausbruch der

Erkrankung beginnen und drei Jahre hintereinander konsequent durchgeführt werden. Mehrjährige Verlaufskontrollen zeigen, daß damit eine dauerhafte Heilung möglich ist.

Die Symbioselenkung kann mit allen sonstigen Therapieformen, auch der spezifischen Hyposensibilisierung nach Allergentestung, kombiniert werden. Die Manuelle Lymphdrainage nach *Vodder* verbessert den Lymphabfluß und damit die Funktion des gesamten Systems.

2. Akupunktur

Diese ist von oft erstaunlicher Wirksamkeit bei allergischen Erkrankungen. Sie kann auch gelegentlich im akuten Fall Hilfe bringen. Am günstigsten wirkt sie beim kindlichen Asthma und beim Heuschnupfen, aber auch auf Ekzeme ist der Einfluß deutlich. Sehr genaue Kenntnis des Energiezustands ist notwendig, um keine Verschlimmerungsreaktion auszulösen. Die harmonisierende Allgemeinwirkung hängt aus westlicher Sicht u.U. mit nachweisbaren Stoffwechselveränderungen (Serotoninausschüttung) zusammen.

3. Physiotherapie

Sie eignet sich in allen Formen: Kneippanwendungen, spezielle Extraktbäder (bei Ekzem z.B. Zinnkraut-Öl oder Kleie), Sauna und, vor allem bei Asthma, Bindegewebsmassage und Atemtherapie.

4. Arzneibehandlung

Homöopathische Medikamente wirken einerseits konstitutionell und können andererseits im einzelnen sehr genau auf das individuelle Erscheinungsbild der Erkrankung (v.a. beim Ekzem) abgestimmt werden. Auch Phytotherapie und Bienenpollenpräparate können unterstützend wirksam sein.

5. Meeresheilbäder (Thalassotherapie)

Diese sind für alle allergischen Krankheitsbilder günstig, doch muß stets der Hausarzt über die Wahl des Ortes und der Zeit befragt werden.

6. Die Höhlentherapie (Speläotherapie)

Diese wird seit etwa dreißig Jahren erforscht und bringt speziell in der Asthmabehandlung gute Erfolge. Sie wird kurmäßig angewendet (Deutschland, Ungarn, Tschechoslowakei, Polen, Rumänien, Österreich), ermöglicht meist eine Reduzierung der Medikamente (Cortison) und hat oft lang anhaltenden Effekt.

Alle biologischen Behandlungsarten können miteinander kombiniert werden. Sie sind fast stets in der Lage, das allergische Geschehen positiv zu beeinflussen, am besten in den Anfangsstadien, so daß auf starke Mittel mit gefährlichen Nebenwirkungen verzichtet werden kann. Die Anwendung von Cortison sollte nur in sehr ernsten Situationen erfolgen, dann kann sie lebensrettend sein (allergischer Schock, Asthmaanfall). Jahrelanger Gebrauch von Cortisonsalben oder jährliche Injektionen gegen Heuschnupfen werden heute auch von schulmedizinischer Seite zunehmend als unverantwortlich abgelehnt. Unter der naturgemäßen Behandlung können diese Medikamente allmählich »ausschleichend« reduziert und schließlich fast immer ganz abgesetzt werden.

Symbioselenkung und Akupunktur, Manuelle Lymphdrainage und Bindegewebsmassage, Homöopathie, Meeresheilbäder, Höhlentherapie und Kneippkuren sind daher auch auf dem weiten Gebiet der allergischen Erkrankungen eine echte Alternative.

Krebserkrankung

> »Die Hypothese, daß es eine körpereigene Abwehr gegen Krebs gäbe, hat es schwer, und doch wird diese Tatsache späteren Generationen einmal fast unbegreiflich erscheinen.«
>
> *Zabel,* September 1964

Neben dem Herzinfarkt ist es heute wohl ohne Zweifel die Krebserkrankung, die der Mensch am meisten fürchtet. Täglich neu entdeckte krebserzeugende Stoffe verunsichern ihn ebenso wie die angeblichen Wundermittel, die die »sichere Heilung« versprechen.

Überblickt man die wissenschaftlichen neuesten Forschungsergebnisse, so wird deutlich, daß bereits vor dreißig Jahren Professor *Zabel*[20] das Wesentliche vorausschauend erkannte: Es gibt eine körpereigene Abwehr gegen Krebs.

Die Tatsache, daß die bis ins letzte verfeinerten diagnostischen, aber auch die immer mehr entwickelten therapeutischen Verfahren von Operation, Bestrahlung und Chemotherapie in den letzten 25 Jahren keinen entscheidenden Durchbruch für das Gesamtgeschehen der Krebserkrankung, also Rückgang der Sterblichkeit, Verlängerung der Überlebenszeit, bringen konnten, hat – zumindest teilweise – zu der Folgerung geführt, daß eine »Kurskorrektur der Krebsbekämpfung« (*Krokowski*[21]) notwendig ist.

Es gibt wohl kaum ein Gebiet, auf dem es dringlicher erscheint, eine solche Korrektur vorzunehmen, als das der Krebserkrankung. Die

Forderung der wissenschaftlichen Medizin, nur »wissenschaftlich anerkannte« Mittel einzusetzen, bleibt unerfüllbar, wenn eben diese Hochschulmedizin es ablehnt, die Methoden der Erfahrungsheilkunde wissenschaftlich zu erforschen. Der in der täglichen Praxis stehende Arzt kann diese Aufgabe nicht erfüllen. Er erwartet die Untersuchungen von den Forschungsinstituten der Universitäten, um sich auf deren Ergebnisse stützen zu können. So wurde unlängst vom *National Cancer Institute, America,* berichtet, daß mit einer wissenschaftlichen Erforschung des Vitamins B 17 (Amygdalin) begonnen wurde. Von diesem Mittel, das in bitteren Mandeln und Aprikosenkernen enthalten ist, wird von »Außenseitern« seit längerer Zeit behauptet, daß es einen krebshemmenden Stoff enthalte. – Hier hat also ein renommiertes amerikanisches Forschungsinstitut eine von der anderen Seite kommende Anregung aufgegriffen.

Erste Ansätze, daß auch bei uns etwas in Bewegung gerät, lassen sich erkennen an der von der Bundesregierung jetzt finanzierten Erforschung der Thermodiagnostik.

Durch die Immunologie und insbesondere die Interferonforschung mehren sich die Hinweise auf körpereigene Abwehrmechanismen gegen Krebs. Nach *Neumann-Haefelin*[22] »kann Interferon prinzipiell von jeder menschlichen Zelle produziert werden. Zellen, von denen wir wissen, daß sie bei geeigneter Induktion optimale Interferonproduzenten sind, z.B. Lymphocyten oder Fibroblasten, sind im menschlichen Organismus in großer Zahl vorhanden.« Auch ist inzwischen erwiesen, daß Interferon bei Virusinfektionen gebildet wird.

In diesem Zusammenhang wurde festgestellt, daß die medikamentöse Bekämpfung des Fiebers bei Virusinfektionen neu zu überdenken ist, um den Abwehrmechanismus im Körper (durch Interferonbildung?) nicht zu stören – vielleicht eine Erklärung für die alte naturgemäße Auffassung vom »Heilfieber«?

Eine amerikanisch-französische Forschergruppe konnte im Tierversuch nachweisen, daß das Interferon das Wachstum und die Ausbreitung von Tumorzellen verhindert, daß es also bei der Aktivierung des Immunsystems offenbar eine wichtige Rolle spielt (*Hobom*[23]).

Diese Auffassung wurde auch auf einer internationalen Interferontagung der Deutschen Stiftung für Krebsforschung im März 81 bestätigt. Obwohl noch viele Fragen offen sind, »werden sich der Krebsbekämpfung wahrscheinlich schon in absehbarer Zeit völlig neue Perspektiven eröffnen. Denn erstmals bietet sich der Medizin die Möglichkeit, mit körpereigenen Substanzen auf biologischem Wege die Krebszellen anzugreifen oder gar vollständig zu vernichten.«[24]

Das Ziel aller Maßnahmen der naturgemäßen Heilverfahren, die Vorgänge der körpereigenen Abwehr zu unterstützen, erscheint nunmehr plausibler und findet in zunehmendem Maße Zustimmung. Es werden neue Konzepte für die Diagnostik gefordert (z. B. Reduzierung systematischer Reihenvorsorgeuntersuchungen nur auf die Organe, bei denen sich solche Massen-Maßnahmen als wirklich sinnvoll erwiesen haben, nämlich Gebärmutterhals, Brust, Dickdarm und Prostata *(Wagner)* und Vorsicht in der Wahl der diagnostischen Verfahren *(Krokowski)*. An einzelnen Kliniken werden auch Ansätze gemacht zu neuem therapeutischem Denken und Handeln.

Der *Krebskranke* beginnt in den Vordergrund zu treten, die Krebsgeschwulst als isoliertes Geschehen tritt zurück. Oder anders ausgedrückt: »Die Geschwulstzelle hat immer einen lebenden Partner, nämlich den ganzen Organismus des Kranken.« (*Siegmund* 1953[25])

Für den biologischen Arzt ist es selbstverständlich, »zweigleisig« zu denken und zu handeln, auf dem Gebiet der Krebserkrankung wird dies besonders deutlich. Operable Tumoren müssen entfernt werden. Strahlen- oder Chemotherapie können angebracht sein. Die dabei auftretenden Nebenwirkungen sind dann aber durch biologische Zusatzbehandlung gering zu halten. Dringend wünschenswert ist es daher, zu einer echten Kooperation zu kommen. Alle notwendigen und bewährten diagnostischen und therapeutischen Möglichkeiten der Schulmedizin können sinnvoll durch die naturgemäßen Verfahren ergänzt werden und sie unterstützen. Nach U. Doldt[26] versteht man unter Zusatzbehandlung alle Maßnahmen, die das Ziel haben, »die Lebensqualität des Kranken zu heben, auch in einem Krankheitsgeschehen, das schicksalhaft abläuft«. Ablehnung, oft Abwertung und Verurteilung ohne wirkliche Kenntnis der Möglichkeiten einer biologischen Zusatztherapie müssen einer unvoreingenommenen sachlichen Forschung weichen, damit die oftmals ins Abseits gedrängten, ernsthaft um das Wohl des Krebskranken bemühten Ärzte für biologische Medizin in ihrem Streben nach größtmöglicher Hilfe für den Patienten nicht behindert, sondern unterstützt werden.

Vielleicht sind für diesen neuen Denkansatz die Modellversuche der Nachsorge geeignet. Wie sich besonders in dem vom Bundesministerium finanzierten Bonner Modell[27] gezeigt hat, sind die behandelnden Hausärzte von großer Bedeutung in einem solchen Programm. Genau das aber wünschen sich die Ärzte für Naturheilverfahren: Enger Kontakt zu den Ärzten der Klinik, Austausch der Informationen über Untersuchungsergebnisse, Auswertung der Daten mit technischen Hilfsmöglichkeiten (Computer), die dem Praktiker nicht zur Verfügung stehen. Ohne besonderen Kostenaufwand könnte so die Forschung auch auf die außerschulischen Methoden ausgedehnt und deren Wert oder Unwert erkannt werden.

Auf Grund weltweiter Forschungsergebnisse hat sich gezeigt, daß viele Faktoren für das Krebsgeschehen verantwortlich sind. Die sicht- oder fühlbare Geschwulst ist immer die Folge verschiedener bereits abgelaufener Prozesse im Organismus. *L. Weiss,* Buffalo/New York[28] teilte mit, daß nahezu alle bösartigen Geschwülste täglich mehrere Millionen Tumorzellen in das periphere Blut ausschwemmen. Hierzu steht die relativ seltene Absiedelung von Tochtergeschwülsten (Metastasen) in keinem Verhältnis. Die biologische Auffassung vom Krebsgeschehen, von der Abwehrlage des Organismus, findet hier eine weitere Bestätigung. Krebsauslösende Substanzen und Vorerkrankungen spielen ebenso eine Rolle wie psychische und erbliche Belastungen. Auch ist es nicht die Zelle allein, deren Funktion gestört ist, sondern ihre Beziehung zum umgebenden Gewebe (Milieu) mit seinem Stoffwechsel, die aus dem Gleichgewicht kommt.

Behalten wir dies als Ganzheitsgeschehen im Blick, so ist es nur ein kleiner Schritt zu einer biologischen Auffassung, nämlich zu einer vorbeugenden naturgemäßen Lebensführung vor dem Sichtbarwerden einer Krebserkrankung. Maßnahmen, die die körpereigene Abwehr mobilisieren und unterstützen, müssen ständig die diagnostischen und therapeutischen Verfahren begleiten und in der Nachbehandlung konsequent beibehalten werden.

Welche *zusätzlichen* Verfahren der *Diagnostik* kennen wir in der Biologischen Medizin?

Der allgemeine Wunsch aller wissenschaftlichen Krebsforscher, den sicheren, aussagekräftigen universalen Test zu finden, der eine klare eindeutige Diagnose liefert, ist bis heute unerfüllt geblieben. Die Vielschichtigkeit des Problems war bisher weder im Hinblick auf die Entstehungsursachen noch bezüglich der diagnostischen Verfahren in vollem Umfang zu erfassen. Es liegen jedoch Teilergebnisse vor, die wie ein Puzzle zusammengesetzt werden müssen, in der Hoffnung, daß durch weitere Forschungen und Erfahrungen die fehlenden Teile allmählich ergänzt werden können.

Auf diagnostischem Gebiet bedeutet das, daß es eine Vielzahl von Untersuchungsmethoden gibt, die gewisse Hinweise auf das Vorliegen einer Krebserkrankung, vor allem auch auf ihren Verlauf, geben können, für sich allein aber unzureichend sind. Hierzu gehören allgemein bekannte Laborbefunde ebenso wie einige von seiten der Naturheilärzte entwickelte Untersuchungsmethoden. Durch eine solche »Summationsdiagnostik«, wie sie von *Zabel*[29] entwickelt und von *Windstoßer*[30] weitergeführt wurde, wird es möglich, die Abwehrlage zu erkennen, einen Krebsverdacht evtl. zu erhärten (Frühdiagnose) und die Wirkungen der therapeutischen Maßnahmen zu beurteilen (Verlaufsdiagnose). Die verschiedenen biologischen Untersuchungsverfahren beruhen auf ganz unterschiedlichen Grundlagen, die hier jedoch nicht näher ausgeführt werden können. Niemals jedoch kann man sich auf einen solchen Befund allein stützen, das Vorliegen eines Tumors daraus ableiten und womöglich den Patienten mit einer solchen schockierenden Diagnose in Angst und Schrecken versetzen. Stets sind Kontrollen nötig, doch wird bei weiteren belastenden Faktoren (z. B. psychischer Streß, erbliche Belastung, chronische Vorerkrankungen) zu einer vorbeugenden Behandlung zu raten sein, zumal heute anerkannt wird, daß es ein langes unsichtbares Vorstadium der Krebserkrankung gibt.

Neben den verschiedenen labormedizinischen Untersuchungsverfahren spielt zunehmend die Thermodiagnostik n. *Schwamm* eine Rolle. Sie ist ein gutes Beispiel dafür, daß ein ursprünglich von Ärzten in der Praxis angewandtes Verfahren Eingang in die Klinik findet. Nachdem *Blohmke*[31] (Universität Heidelberg) bereits drei Jahre in einer Pilotstudie sich mit dieser Methode befaßt hatte, ist nun ein großangelegtes Forschungsprojekt (von der Bundesregierung finanziert) begonnen worden, »um sie für eine breitenwirksame Vorsorge anwendbar zu machen« (Blohmke). Die Infrarot-Messung bedient sich der Tatsache, daß Tumorgewebe eine höhere Temperatur abstrahlt. Diagnostisch ist dies besonders für den Brustkrebs bedeutsam, der auf diese völlig unschädliche, beliebig oft wiederholbare Weise relativ früh erkannt werden kann. Es besteht daher die berechtigte Hoffnung, durch dieses Verfahren die mit dem Strahlenrisiko behaftete Röntgenuntersuchung der Brust (Mammographie) in absehbarer Zeit auf ganz bestimmte Einzelfälle reduzieren zu können. Schon jetzt wird sie als jährliche Routine-Untersuchung von verschiedenen Seiten abgelehnt.

Auch für die biologische Zusatz-*Therapie* können hier nur in kurzen Zügen die Grundlagen besprochen werden, auf denen die einzelnen Verfahren beruhen. Dies kann nicht für den Arzt ein gründliches Studium der entsprechenden Literatur und für den betroffenen Kranken die individuelle Führung durch einen auf diesem Gebiet erfahrenen Arzt ersetzen.

- Störfeldbeseitigung

Da der Organismus des Krebskranken mit der Abwehr gegen die Krebszellen und der Entgiftung der Zellzerfallsprodukte in hohem Grade gefordert ist, müssen zusätzliche Belastungen durch anderweitige Toxine (z. B. aus chronisch entzündeten Mandeln, Zahnherden usw.) unbedingt ausgeschaltet werden, erst dann kann sich die biologische Zusatztherapie voll auswirken.

An dieser Stelle muß eine weitere Möglichkeit der Belastung erwähnt werden, die seit fast 50 Jahren diskutiert, bisher aber wissenschaftlich nicht anerkannt ist: Die sog. geopathogenen Zonen, d. h. Störzonen durch unterirdisch fließendes Wasser und geologische Faltungen und

Verwerfungen, die zu biophysikalisch und geophysikalisch meßbaren Abweichungen führen.

Die Fähigkeit eines guten Rutengängers, unterirdische Quellen zu entdecken, ist bekannt, daß es durch die genannten Störzonen zu Belastungen des menschlichen Organismus kommt, ist trotz vieler Hinweise noch immer heiß umstritten.

Geopathogene Zonen und Punkte können wahrscheinlich auch durch zivilisatorische Errungenschaften verursacht werden (Eisenträger, Baumaterial, Stromkabel usw.).

Jedenfalls sollte stets versucht werden, bei chronischen Erkrankungen, besonders auch bei Krebs, geopathogene Störzonen auszuschalten (s. Kontaktadresse Forschungskreis für Geobiologie e. V.).

● Die Ernährung des Krebsgefährdeten oder Krebskranken muß optimale Bedingungen für den Zellstoffwechsel schaffen, um die Abwehrkräfte des Organismus zu mobilisieren. Ausreichende Sauerstoffzufuhr, ein funktionstüchtiger Blutkreislauf sowie das geordnete Zusammenspiel von Hormonen und Enzym-Wirkstoffen sind die Gewähr dafür, daß eine »stoffwechselaktive Kost« ihre volle Wirkung entfalten kann *(Ries, Anemüller)*[32].

Da beim Krebskranken fast immer außerhalb der Norm liegende Stoffwechselfunktionswerte gefunden werden (Zabel)[33], ist es das Ziel einer biologischen Vollwertkost, diese gestörten Funktionen zu normalisieren.

Was mit Hilfe der stoffwechselaktiven Kost bei Krebskranken im einzelnen erreicht werden soll, läßt sich nach *Anemüller*[32] wie folgt definieren und zusammenfassen:

»Zufuhr von essentiellen Nährstoffen, die für den Einbau in körpereigene und für den Ablauf des Stoffwechsels maßgebliche Enzyme bzw. Enzymsysteme erforderlich sind.

Aktivierung der sich in den Zellen abspielenden energieliefernden Oxydationsprozesse.

Beeinflussung des Darmes, der Sekretion der Verdauungssäfte, der Aufschließung der Nährstoffe, der Darmschleimhaut, der Resorptionsleistung, der Darmbakterienflora und des Darmmilieus (geringstmögliche Bildung von Fäulnis- und Gärungsgiften).

Beeinflussung der Leber und ihrer dem Stoffwechsel dienenden Funktionen.

Entlastung der Mechanismen und Regulationen, die nach den Mahlzeiten den Gehalt des Blutes an Glukose (Traubenzucker) und Lipiden (Fettstoffen) in Grenzen halten und normalisieren (hiermit auch Einfluß haben auf die Fließeigenschaften des Blutes). Vermeidung nach Kohlenhydratverzehr auftretender höherer Anstiege des Blutzuckergehaltes (denn die Krebszelle lebt von der Vergärung des Zuckers).

Öffnung der kapillaren Strombahn, um durch optimale Durchblutung der Zellgewebe (speziell auch des den Tumor umgebenden Abwehrwalles) die Sauerstoffversorgung zu verbessern.

Verbesserung der Funktion des ›Grundgewebes‹ bzw. des weichen zellreichen Bindegewebes, das im gesamten Organismus die Kapillar- und Lymphgefäße begleitet, eine Zone der Flüssigkeitsbewegung und des Stoffaustausches zwischen Blut und Organzellen ist, ein potentielles Depot zur Ablagerung von Wasser, Natrium und Stoffwechselprodukten darstellt und schließlich mit spezifischen Zellen des RHS-Systems an der Immunkörperbildung bzw. Abwehr beteiligt ist.

Erleichterung der Ausscheidung von Endprodukten des Stoffwechsels und von Toxinen, die aus zerfallenem Tumorgewebe stammen. Um diese Ziele zu erreichen, müssen bestimmte Ernährungsregeln bzw. Ernährungsbedingungen konsequent und langfristig eingehalten werden. Sie betreffen die Auswahl der Lebensmittel und deren Zusammenstellung zu einer Nahrung mit ausgewogenen Nährstoffgehalten und höchstmöglicher ernährungsphysiologischer Qualität.«

Folgende Faktoren sind in einer biologischen Vollwertkost für den Krebspatienten von besonderer Bedeutung:

1. Senkung des Blutzuckerspiegels auf gleichmäßig niedrige Werte, d.h. denaturierter Zucker und daraus hergestellte Produkte sind verboten. In einzelnen Fällen können kleine Mengen Honig, Fruchtzucker oder Milchzucker erlaubt werden.
2. Einschränkung des Verzehrs von tierischem Eiweiß, um den Organismus von der Entgiftung dabei anfallender Fäulnisprodukte zu entlasten.
3. Absolutes Verbot von Mastfleisch und Mastdepotfetten.
4. Fettzufuhr in Form hochwertiger Öle, Pflanzenfette und Butter, insgesamt nicht mehr als 60–70 g/Tag.
5. Milchprodukte mit rechtsdrehender L(+) Milchsäure bevorzugen.

● Symbioselenkung

Eine intakte Mikroflora des Verdauungskanals ist die Voraussetzung für eine gute Stoffwechsel- und Entgiftungsfunktion. Fast stets finden sich bei einer Krebserkrankung erhebliche Veränderungen der Darmflora, die die Abwehrlage des Organismus weiter beeinträchtigen. Wiederherstellung und Erhaltung einer funktionsfähigen Symbiose ist daher ein Grundpfeiler der biologischen Zusatztherapie.

● Vitamine
Ausreichende Vitaminzufuhr ist nicht nur wichtig, um den Bedarf zu decken, sondern auch zur direkten Beeinflussung des Tumorwachstums, da verschiedene Vitamine (z.B. Vit. A u. B_{17}) in hoher Dosierung Krebszellen schädigen. Es genügt daher nicht, durch Rohkost und andere Vitaminträger diese auf natürliche Weise zuzuführen, meist ist je nach Befund eine medikamentöse Ergänzung in Form von Komplexpräparaten (aber ohne Vit. B_{12}) nötig (z.B. Polyvital, Vibolex).

● Sauerstofftherapie
Um die bei der Krebserkrankung gestörte Zellatmungsfunktion (Gärung statt Sauerstoffatmung) zu verbessern, evtl. zu beseitigen und damit der Ausbreitung der Krebsgeschwulst entgegenzuwirken, bestehen mehrere Möglichkeiten:
1. Medikamente, die die Ausnutzung des angebotenen Sauerstoffs verbessern (z.B. Vitamine, Polyerga, Gelum oral, Actihaemyl)
2. Ozontherapie, Ozon-Eigenblut-Therapie
3. Sauerstoff-Mehrschritt-Therapie n. v. Ardenne
4. HOT (hämatogene Oxydationstherapie n. Wehrli), d.h. Zufuhr ultraviolettbestrahlten Blutes.

● Mesenchymreaktivierung

● Überwärmungsbehandlung – Fiebertherapie
Ausgehend von der Tatsache, daß Krebszellen wärmeempfindlicher sind als gesunde, wurden von den verschiedensten Seiten Therapieformen entwickelt, um auf diese Weise krebszellschädigend einzuwirken *(Schlenz, Lampert, Zabel, v. Ardenne).* Eine Erhöhung der Körpertemperatur kann entweder durch Fieber erzeugende Medikamente (Mistelextrakt, Echinacin u. a.) oder durch Überwärmungsbäder erreicht werden. Diese Grundgedanken der naturgemäßen Auffassung wurden in letzter Zeit auch von seiten der Schulmedizin aufgegriffen. So wurde an der University of Mississippi ein Verfahren entwickelt, um das Blut zu erwärmen, die sog. »Thermodialyse«[34]. In der Behandlung des besonders ungünstig verlaufenden Melanoms bedient man sich der isolierten Erwärmung einzelner Extremitäten (Arm, Bein)[35], wodurch der Effekt der Chemotherapie verstärkt werden kann.

Die relativ einfache Anwendung von Überwärmungsbädern dagegen kann oft vom Patienten unter Anleitung des Arztes erlernt werden und dann zu Hause erfolgen, da sie keine wesentlichen Gefahren in sich birgt.

● Die Misteltherapie
Diese wurde von Dr. *Rudolf Steiner* in die Krebsbehandlung eingeführt und beruht auf den geisteswissenschaftlichen Grundlagen der anthropo-

sophischen Medizin. Der Mensch als Ganzes in seinen Beziehungen zum Kosmos findet in dem therapeutischen Ansatz seinen Niederschlag. Durch die verschiedenen Wirtsbäume der Mistel (Apfel, Kiefer, Eiche usw.), denen bestimmte Organe entsprechen, kann sowohl eine gezielte Wirkung auf den Tumor eines Organs als auch eine Anregung der körpereigenen Abwehr im Sinne der Allgemeinwirkung erreicht werden. Zahlreiche wissenschaftliche Arbeiten liegen vor, die die Effektivität der Wirkung belegen, jedoch noch keine wissenschaftliche Erklärung des Wirkmechanismus erbringen konnten.

Präparate: z. B. Iscador, Abnoba, Helixor.

- Die Enzymtherapie

Diese bedient sich der Möglichkeit, mittels entsprechender Präparate (Enzymgemische) gezielt Tumorzellen aufzulösen, während gesunde Zellen nicht geschädigt werden. Diese Tatsache rückt die Enzyme (Cytolytica) in die Nähe der chemischen Cytostatica, bei denen ja leider erhebliche schädigende Nebenwirkungen in Kauf genommen werden müssen. Wissenschaftlich nachgewiesen wurde der Tumorzellen auflösende Effekt bei Rippenfell-Metastasen mit Ergüssen, in denen schon kurz nach Enzymbehandlung keine Krebszellen mehr nachweisbar sind.
Präparat: Wobe-Mugos.

Die Aktivierung körpereigener Abwehrkräfte sei abschließend noch einmal als Hauptziel einer biologischen Zusatztherapie genannt. Neben der stoffwechselaktiven Kost, der Sauerstoffbehandlung, der Misteltherapie und der Symbioselenkung sind hierzu auch bestimmte Arzneimittel (Esberitox, Engystol, Resplant u. a.) und Organpräparate (s. Zelltherapie, z. B. Thymusextrakt) geeignet.

Die Auswahl und die Kombination der verschiedenen Therapien richtet sich in erster Linie nach der Krankheit des Patienten. Auch in schweren Krankheitsphasen gelingt es oft, das Leben lebenswerter zu machen, das Allgemeinbefinden zu bessern, die Schmerzen zu lindern und mit wenigen Schmerzmitteln auszukommen, auch wenn das Fortschreiten der eigentlichen Krankheit nicht aufgehalten werden kann.

Hält man sich den Grundgedanken vor Augen, daß es darauf ankommt, den Körper in seiner Abwehr stabil zu halten, so ist es verständlich, daß es sich immer um eine Langzeit-Therapie – vielleicht lebenslang – handeln muß. Dies trifft vor allem dann zu, wenn eine Krebserkrankung manifest geworden ist.

Eine Lebensführung nach den Grundsätzen, wie wir sie in diesem Buch zu vermitteln versuchten, ist nach den heutigen Erkenntnissen und Erfahrungen wohl die beste Krebsvorsorge.

4. Bewährte Naturheilverfahren von A bis Z

Die Auswahl der nachstehend beschriebenen Verfahren wurde wegen des zur Verfügung stehenden Raums möglichst knapp bemessen und erhebt keinerlei Anspruch auf Vollständigkeit. Sie soll eine kurze Information ermöglichen und zu weiterem Studium anregen. Dabei können die Kontaktadressen (KA) und die anschließende Literaturauswahl eine zusätzliche Hilfe bieten.

A

Aderlaß s. *Ausleitende Verfahren*
Akupressur s. *Chinesissche Medizin*
Akupunktur s. *Chinesische Medizin*

Anthroposophische Medizin

Diese beruht auf den geisteswissenschaftlichen Erkenntnissen Rudolf Steiners, die durch östliches Gedankengut beeinflußt sind. Eine vierfache Wesensgliederung des Menschen: Physischer Leib, Lebens- oder Aether-Leib, Empfindungs- oder Seelen- oder Astral-Leib und Ich-Wesen.

Die krankmachenden und heilenden Reaktionen spielen sich im Aetherleib ab. Hier wirken die Methoden der anthroposophisch erweiterten Medizin zur Wiederherstellung des Gleichgewichts im körperlichen, seelischen und geistigen Gefüge des Menschen. Die anthroposophische Arzneibehandlung ist eine Individualtherapie wie die Homöopathie.

K. A.:
Arbeitsgemeinschaft anthroposophischer Ärzte
7000 Stuttgart-Sillenbuch
Wellingstraße 24;

Weleda-Verlag
CH-4000 Arlesheim/Schweiz

Weleda-Verlag
7070 Schwäbisch-Gmünd

Arznei-Behandlung

Vorangestellt sei der Aufruf der WHO zur Begrenzung der Verwendung von synthetischen Präparaten und zum Einsatz von natürlichen Arzneimitteln überall da, wo es nur möglich ist. Folgende biologische Arznei-Therapieformen werden in der alphabetischen Reihenfolge besprochen:

Anthroposophische Medizin
Biochemie
Enzymtherapie
Heilerde-Behandlung
Homöopathie
Homotoxinlehre
Molekulartherapie
Nosoden-Behandlung
Pflanzenheilkunde
Regena-Therapie
Zelltherapie

Aschner-Methoden s. *Ausleitende Verfahren*

Asiatische Heilsysteme

Zu den drei großen traditionellen asiatischen Heilsystemen gehören Ayurveda, das Wissen vom langen Leben und Yoga (Indien), die Tibetische Heilkunde und die Chinesische Medizin.

Von der WHO wird eine verstärkte Erforschung dieser Systeme gefordert, die in ihren Ursprungsländern wesentlich zur Verbesserung des Gesundheitswesens beitragen können, wodurch dort die kostenaufwendige westliche Medizin auf das notwendige Maß beschränkt werden kann.

Für den Westen kann die östliche Denk- und Heilweise zu einer Erweiterung und Ergänzung medizinischer Möglichkeiten führen.

Atem-Therapie

Gezielte Übungen zur Verbesserung der Atemtechnik und -funktion. Verschiedene Schulen, z.B. *Alexander, Parow, Pfister, Scharschuch, Schlaffhorst-Andersen, Schmitt, Schroth.*

● Technik, Therapieziel: Gelöste Vollatmung mit intensiver Zwerchfellaktion unter Beteiligung aller Lungenabschnitte am Atemvorgang oder Beatmung einzelner Lungenabschnitte. Betonung der Ausatmung.

● Wirkung: Allgemein beruhigend, entspannend. Verbesserung der Atemkapazität, krampflösend für die Bronchien, Kreislauf anregend, Massage der Bauchorgane, Erhaltung der Brustkorbelastizität.
● Indikationen: Kreislaufstörungen, beginnendes Emphysem, chronische Bronchitis, Asthma bronchale.
Zur Geburtserleichterung n. *Read*
Zur Skoliosebehandlung n. *Schroth*

Inhalationen wirken auf die Schleimhäute der Atemwege und den gesamten Organismus. Einfachste Form: Kopfdampfbad. Feinere Zerstäubung von Medikamenten: Aerosoltherapie. In Kurorten bedient man sich der Heilwirkung der Quellen (Gradierwerke in Solbädern) bzw. des Meerwassers, s. auch *Meeresheilkunde*

Ausleitende Verfahren (Aschner-Methoden)

Schröpfkopfbehandlung (blutig oder unblutig)

● Technik: Auf die trockene oder durch kleine Messer angeritzte Haut wird eine durch Wärme luftevakuierte Glasglocke gesetzt. Im Gebrauch sind auch elektrische Saugpumpen.
● Wirkung: Der Unterdruck in der Glocke bewirkt eine starke Durchblutung (bis zum Blutaustritt bei der blutigen Methode). Die Wirkung ist ähnlich wie bei Wärmeanwendungen und Einreibemitteln. Die Blutergüsse können mehrere Tage lang sichtbar sein.
● Indikationen: Muskelrheumatismus, Hexenschuß, Muskelhärten und -verspannungen. Chronische, therapieresistente Erkrankungen (Umstimmung, Entgiftung), hier v. a. blutig.

Auch in der Chinesischen Medizin ist die Schröpfbehandlung als wirksames Verfahren bekannt.

Aderlaß
● Technik: Aus der Vene werden je nach Indikation 100 bis 250 ml Blut entnommen.
● Wirkung: Anregung der Blutbildung im Knochenmark, Entlastung bei krankhafter Blutfülle, Entgiftung. Wirkung auch auf das vegetative Nervensystem.
● Indikationen: Blutarmut, Vermehrung bestimmter Blutbestandteile (Polycythämie), Bluthochdruck, Stauungen, Lungenblähung (Emphysem).

Baunscheidtismus

● Technik: Hautreizung durch Nadelung (Stichelung) und anschließende Einreibung eines Reizöles oder einer Salbe. Gefahren liegen in der Schwierigkeit der Sterilisation des Nadelgerätes (Lebenswecker). Verwandt wurde in früheren Zeiten das toxische Crotonöl, wodurch das Verfahren in Mißkredit geriet. Heute sind ungiftige Hautreizmittel in Gebrauch.

● Wirkung: Reflexzonentherapie, Ausleitung toxischer Stoffe durch die Haut.

● Indikationen: Arthrosen, rheumatische Beschwerden, Regelstörungen der Frau, Durchblutungsstörungen, chronische Bronchitis, Neuralgien.

Blutegel-Behandlung

● Technik: Ein oder mehrere medizinische Blutegel werden auf die Haut gesetzt, wo sie sich festsaugen und nach schmerzlosem Biß gerinnungshemmende Stoffe in das Blut abgeben. Nach ca. einer halben Stunde können sie durch Aufstreuen von Salz zum Abfallen gebracht werden. Eine erwünschte Nachblutung aus den Bißstellen kann 1 bis 8 Stunden anhalten.

● Wirkung: Die Gerinnungshemmung wirkt einer Thrombosebildung entgegen. Das immunisierende und gefäßerweiternde Speicheldrüsen-Sekret der Egel wirkt Lymphstrom – beschleunigend und entzündungshemmend.

Autogenes Training (A.T.)

Von Prof. *I. H. Schultz* (1884–1970) entwickelte Methode zur konzentrativen Selbstentspannung.

● Technik: Unter ärztlicher Anleitung, am besten in kleinen Gruppen, werden 6 Übungen erlernt. Abstand der Unterrichtsstunden mindestens 10 bis 14 Tage, damit jede Übung zu Hause erarbeitet werden kann. Basistraining (Übung 1 und 2) zur Entspannung von Muskeln (Schwere) und Gefäßen (Wärme), Organübungen (Übungen 3 bis 6) zur beruhigenden Einflußnahme auf Herz, Atmung, Bauchorgane und Gehirn.

Wird diese »Unterstufe« vollkommen beherrscht, kann unter Anleitung durch einen erfahrenen Psychotherapeuten, ebenfalls in Gruppen, die »Oberstufe« erlernt werden.

● Wirkung: Wissenschaftlich nachweisbar auf Hirnstromkurve (EEG), Schilddrüsenfunktion (Grundumsatz), Blutdruck, Herz (EKG), Blut, Fettspiegel, Magen-Darm-Funktion (Röntgen), Hauttemperatur.

Körperliche Gesamtumschaltung durch Entspannung bewirkt Änderung der inneren und äußeren Haltung. »Formelhafte Vorsatzbildung« zur Beeinflussung bestimmter krankhafter Störungen und zur Charakterbildung, »Oberstufe« zur Förderung der Persönlichkeitsentwicklung (Selbsterkenntnis) und zum Abbau psychischer Fehlsteuerungen.

● Indikationen: Die vielfältigen speziellen und die wohltuende Allgemeinwirkung machen das Autogene Training zur Lebenshilfe, um gesund zu bleiben. In Krankheitssituationen aller Art trägt es zur Besserung und Heilung bei. Vorherige Rücksprache mit dem behandelnden Arzt bei Nervenerkrankungen (Psychosen) und nach Infarkt ist erforderlich.

Auch Kinder (etwa ab 8 Jahre) können das A. T. erlernen.

K.A.:
Deutsche Gesellschaft f. ärztliche Hypnose und Autogenes Training
Dr. G. Krapf
Hiltenspergerstraße 36
8000 München 40.

B

Bäder s. Kneipptherapie

Bali-Gerät

Übungsgerät zur Körpergymnastik

● Wirkung: Ausdauer fördernd, Kreislauf und Stoffwechsel anregend, muskelkräftigend, Verbesserung der Atemfunktion, Ausgleichsgymnastik bei beruflich bedingten Fehlhaltungen.

● Technik: Anweisungen durch den Arzt, die Krankengymnastin oder den Physiotherapeuten oder dem beigefügten Heftchen zu entnehmen. Tägliche Übung von wenigen Minuten bereits für vollen Wirkeffekt ausreichend, Sekundenrhythmus anstreben, d. h. 60 Übungen pro Minute.

K.A.:
Bali-Olympic-Geräte GmbH
Oberstorfer Straße 11–15
8972 Sonthofen/Allgäu

Balneologie

Die Heilbäderkunde stellt für den biologischen Arzt eine wichtige Ergänzung natürlicher Heilmethoden dar. Klimareize, Heilquellen bestimmter Zusammensetzung, Heilgase (Kohlensäure, Radon) und Peloide (Moor, Schlick, Schlamm, Fango) bewirken eine Reaktion und Regulation, allgemeine Umstimmung und Besserung bzw. Heilung krankhafter Störungen, wobei ergänzende Verfahren der physikalischen Therapie eine wesentliche Rolle spielen.

K.A.:
Deutscher Bäderverband e. V.
Schumannstraße 111
Bonn

Baunscheidtismus s. *Ausleitende Verfahren*

Bindegewebsmassage

Von Frau *Dicke* (1952) durch Erfahrung bei eigener Krankheit gefundene, später weiterentwickelte spezielle Massagetechnik des Bindegewebes.

● Wirkung: Über die Reflexzonen der Haut auf das vegetative Nervensystem, Durchblutung, innere Organe sowie Wirbelsäule und Gelenke.

● Indikationen: Entsprechend der Wirkung sehr breites Anwendungsgebiet.

● Technik: Serienmäßige Durchführung von mindestens 10 bis 12 Behandlungen 2- bis 3mal wöchentlich.
nach *Dicke:* Weiche Strichtechnik (leichtes »Schneidegefühl«)
nach *Teirich-Leube:* Haut-, Unterhaut- und Fascientechnik, sehr scharf, schmerzhaft, meist mit starken Haut- und Allgemeinreaktionen verbunden. Gute Diagnostik der gestörten Reflexzonen.

Biochemie

Die Biochemie ist ein Therapieverfahren, das mit elf anorganischen Salzen (Blutsalzen) arbeitet. Es beruht auf der Vorstellung, daß chemisch-biologische Störungsvorgänge in Blut und Lymphe vorwiegend anorganische Bestandteile betreffen. Homöopathische Potenzierung dieser Mineralstoffe.

K.A.:
Biochemische Vereine (Ortsgruppen).

Bioelektronische Funktionsdiagnostik und Therapie (BFD)

Durch bioelektronische Messung körpereigener Ströme und Spannungen vor und nach Impulsstrom-Reizungen ergibt sich die Möglichkeit der Analyse und Therapie verschiedenartiger Krankheiten sowie der Reaktionsfähigkeit des Organismus. Testung und Aufzeichnung erfolgen in Form von Impuls-Dermographie und Decoder-Dermogramm. Durch vergleichende Messung an verschiedenen Körperstellen (Reflexzonen) Aussage über Funktion und Regulationsverhalten des Organismus. Herd- und Störfeldwirkung, Früherkennung von Erkrankungen sowie Auswahl und Wirkkontrolle von Medikamenten möglich. Die BFD beruht auf den Grundlagen der Bio-Kybernetik.

K.A.:
Intern. Forschungsgem. f. bioelektron. Funktionsdiagnostik und Therapie e. V.
Gluckstraße 22
5800 Hagen

Biofeedback

In Amerika entwickelte, noch in Erforschung stehende Technik durch Messung verschiedener körperlicher Funktionen, z. B. Muskelentspannung, Atemfrequenz, Herztätigkeit usw., Anspannung und Entspannung zu registrieren. Der Patient erfährt durch Licht- oder Tonsignale, wann seine Spannung zu- oder abnimmt, so daß er allmählich lernen kann, Spannung bewußt zu lösen, Herzklopfen zu vermindern usw. Vorteil: Rasches Erlebnis von Entspannung bestimmter Funktionen. Keine Gesamtumschaltung wie beim Autogenen Training. Als alleiniges Entspannungs-Verfahren nicht geeignet, kann aber den Einstieg in das Autogene Training erleichtern (z. B. bei Kindern oder Patienten, die ihre starke Anspannung nicht empfinden). Bei neurologischen Erkrankungen kann durch gezieltes Training noch vorhandener muskulärer Restfunktionen eine bedeutende Aktivierung und Leistungssteigerung erreicht werden.[36]

Blutegel s. *Ausleitende Verfahren*

Bürstenhalbbäder

Sehr wirksame Anwendung, gut mit Kneipptherapie zu kombinieren.
● Wirkung: Kreislauf-Anregung, Durchblutung fördernd.

- Indikationen: Niedriger Blutdruck, Kreislaufstörungen, Erschöpfungs-Syndrom.
- Technik: Badewanne ⅓ füllen, Temp. 37°, Kräuterzusatz (Fichtennadel, Rosmarin, Lavendel). Ins Bad steigen, etwas heiß zulaufen lassen bis Wanne halbvoll, Temp. 38°. Jetzt den ganzen Körper kräftig mit dem Wasser bürsten, herzfern (rechts) beginnen. Nach 5 Minuten beenden. Körper kurz kalt abgießen, Feuchtigkeit abstreifen, in Laken gehüllt warm zugedeckt nachruhen.

Beachte: Badedauer nicht verlängern, sonst statt Entlastung Kreislaufbelastung!

C

Chinesische Medizin

Auf der Basis spezieller theoretischer Grundlagen beruhendes, jahrtausendealtes, traditionelles, komplexes, in sich geschlossenes Heilsystem. Wissenschaftlichkeit von der WHO anerkannt, nach Porkert erfüllt durch den Bezug auf Normkonventionen, der eindeutige, allgemeingültige Aussagen ermöglicht, deren Daten systematisiert werden können.

Andersartige Denkweise der Chinesischen Medizin (funktionell-synthetisch), der Auffassung der Naturheilkunde sehr verwandt. Schulmedizinisch westliches Denken dagegen mehr kausal-analytisch. Im Osten werden Untersuchungsergebnisse qualitativ *bewertet,* im Westen *quantitativ gemessen.* Diese fundamentalen Unterschiede erschweren das Verständnis und die Erforschung der Chinesischen Medizin: Durch Loslösen von der Basis der theoretischen Grundlagen und alleinige Beurteilung einzelner Phänomene (z. B. Wirkung einer Akupunkturnadel an einem bestimmten Punkt) ist die Chinesische Medizin in ihrer Komplexität nicht zu erfassen. Grundlage der Chinesischen Medizin ist die Ganzheit des Menschen in Beziehung zum Kosmos. Die Harmonisierung energetischer Kräfte (Yin und Yang) im Wechselspiel zwischen Makro- und Mikrokosmos ist das Ziel des Heilsystems.

Die spezielle *Diagnostik* der Chinesischen Medizin erfaßt die Störungen dieses Gleichgewichtes und ermöglicht eine auf diese Störungen genau abgestimmte *Therapie,* v. a. durch chinesische Arzneimittel, Akupunktur, Moxibustion, Atem- und gymnastische Übungen, Massage, Akupressur und Ernährung. *Akupunktur* ist also nur ein Teilaspekt der Chinesischen Medizin. Im Westen isoliert aufgegriffen, wird sie daher häufig falsch oder ungenügend interpretiert. Gute Behandlungsergebnisse mit der Akupunktur nur auf der Basis der chinesischen Diagnostik, eine westliche Diagnose wird zusätzlich gestellt.

Nach chinesischer Vorstellung kreisen vielfältige Formen von Energie innerhalb und außerhalb von Leitbahnen im Organismus (westlichwissenschaftlich bisher nicht oder nur teilweise nachweisbar). Diese »Energie« ist nicht mit dem uns geläufigen elektro-physikalischen Energiebegriff gleichzusetzen, aber begrenzt meßbar. Genaue Kenntnis der Energie-Leitbahnen sowie die Feststellung, ob ein Mangel oder ein Zuviel an Energie vorhanden ist, bilden die Voraussetzung für eine Behandlung mit Akupunktur. Mangel an Energie wird sehr gut durch chinesische Arzneimittel behandelt und durch *Moxibustion*: Wärmebehandlung mit dem chinesischen Beifußkraut an bestimmten Punkten der Energiebahnen. Erst wenn die energetische Grundsituation gebessert ist, darf mit Nadeln behandelt werden.

Neben diesen traditionellen Methoden der Chinesischen Medizin wurden in den letzten 25 Jahren Verfahren entwickelt, die z.T. auf den theoretischen Grundlagen basieren oder auch isoliert zu betrachten sind.

Akupunktur-Analgesie: Verwendung bestimmter Akupunktur-Punkte zur Schmerzdämpfung bei Operationen, in China entwickelt, im Westen in zahlreichen Kliniken in der Forschung und Erprobung. Ergänzung herkömmlicher Verfahren der Narkose in bestimmten Fällen. Vorteile: Einsparung von Narkotika, schnellere Rekonvaleszenz.

Auch die *Elektroakupunktur* basiert auf den Grundlagen der Chinesischen Medizin.

Ohr-Akupunktur: Reflektorische Beziehung zwischen Ohr und Körper (holistisches Prinzip) festgestellt (in China, und v.a. in Frankreich durch *Nogier*), auch Aurikulotherapie. Beeinflussung des Körpers über Ohrpunkte möglich. Ohrakupunktur allein oder in Verbindung mit Körperakupunktur angewandt.

Hauptindikationen: Akute Schmerzzustände, hormonelle Dysregulation. Suchtentwöhnung.

Eine *Elektrostimulation* der Nadeln an den Körper- oder Ohrpunkt verstärkt die Wirkung. Verwendung z.B. bei starken Schmerzzuständen und in der Analgesie.

K.A.:
Societas Medicinae Sinensis
Gesellschaft für Chinesische Medizin e.V.
Dall'Armistraße 7
8000 München.

Deutsch-ceylonesische Akupunkturgesellschaft e.V.
An der Lilie 8
4030 Ratingen.

Deutsche Ärztegesellschaft für Akupunktur e. V.
Deidesheimer Straße 14
8000 München.
(Und die der Zeitschrift „Akupunktur, Theorie und Praxis“ angeschl. Gesellschaften in Dänemark, Frankreich, den Niederlanden, Österreich).

Schweizerische Ärztegesellschaft für Akupunktur
Chemin du Frene 11
CH-1004 Lausanne.

AIFA, Ärzte-Interessengemeinschaft zur Förderung der Akupunktur
Dr. Bürgin
CH-3538 Röthenbach i. E.

Ludwig-Boltzmann-Institut f. Akupunktur
Universität Wien
A-1000 Wien

Deutsche Akademie f. Akupunktur u. Aurikulomedizin
Marsopstraße 27
8000 München 60.

Chirogymnastik

Von dem Kieler Arzt Dr. *Laabs* entwickelte Behandlungsmethode zur Muskelentspannung, vorwiegend bei Wirbelsäulenstörungen.
● Technik: Vom Behandler mit dem Patienten durchgeführte gezielte Übungen. Dauer etwa 15 Minuten, möglichst täglich bis zur Schmerzfreiheit und bis volle Beweglichkeit erreicht ist.

Chirotherapie

In den Ursprüngen ist sie seit dem Altertum als Volksmedizin bekannt. Entwickelt aus den Techniken amerikanischer Schulen der Osteopathie und Chiropraktik wurde sie in Deutschland seit dem 2. Weltkrieg in Forschung und Lehre durch Ärzte außerhalb der Hochschulen weiterentwickelt. Seit 1953 besteht die *Deutsche Forschungsgemeinschaft für Arthrologie und Chirotherapie (FAC),* seit 1957 die Gesellschaft der Ärzte für manuelle Wirbelsäulen- und Extremitätentherapie (MWE). Beide sind seit 1966 zusammengefaßt in der *Deutschen Gesellschaft für*

Manuelle Medizin (DGMM). An mehreren Universitäten lehren jetzt Beauftragte für Manuelle Medizin. Ausbildung in Diagnostik und Therapie rückbildungsfähiger Funktionsstörungen an Gliedmaßen und Wirbelsäule, sog. Gelenkblockierungen. Verleihung der Fachbezeichnung »Chirotherapie« durch die Ärztekammern erfolgt nach intensiver Spezialausbildung in Kursen durch die FAC und MWE. Behandlung an Armen und Beinen, Extremitätentherapie, kann auch durch speziell ausgebildete Krankengymnasten erfolgen. Die Chirotherapie korrigiert Fehlstellungen von Gelenken und Wirbeln durch gezielte Handgriffe und Weichteil- und Mobilisationstechniken.

Indikationen und Gegenanzeigen zur Behandlung sind streng zu beachten. Gekonnte Chirotherapie ist schmerzlos. Bei Gelenkblockierungen sind meist nur einzelne Behandlungen in größeren Abständen notwendig und angezeigt, da sonst eine Überdehnung und Lockerung der Bänder zu einer Hyper-(Über-)mobilität führen kann. Vor einem chirotherapeutischen Handgriff sind Röntgenuntersuchung und Blutsenkungskontrolle erforderlich, um gefährliche Gegenanzeigen (z.B. Entzündungen, stärkere Verkalkungsprozesse, Entkalkung, Tuberkulose u.ä.) mit Sicherheit auszuschließen.

K.A.:
FAC-Forschungs- und Arbeitsgemeinschaft für Chirotherapie
Ostenallee 80
Bad Hamm/Westf.

MWE-Gesellschaft f. man. Wirbelsäulen- und Extremitätentherapie
7972 Neutrauchbur-Isny.

DGMM – Deutsche Ges. f. Manuelle Medizin
Ostenallee 80
4700 Hamm/Westf.

D

Dämpfe s. *Kneipptherapie,* s. *Kopfdampfbad*
Diät s. *Heil-Diäten*
Dysbiose (Dysbakterie) s. *Symbiose-Lenkung*

E

Eigenblutbehandlung

altes Naturheilverfahren zur Umstimmung und Anregung der Selbstheilkräfte. Sehr gut mit Sauerstofftherapie zu kombinieren, s. auch *Ozontherapie.*

- Technik: Entnahme von Blut aus der Vene und anschließende Reinjektion in den Muskel, evtl. auch in die Umgebung von Abszessen. Durchführung mehrmals mit ansteigenden Blutmengen (2, 4, 6 bis 10 ccm).
- Indikationen: Chronische Entzündungen, Furunkulose, Schweißdrüsenabszesse, Infektanfälligkeit, Abwehrschwäche.

Elektroakupunktur nach Voll EAV

Das ist ein diagnostisches und therapeutisches Verfahren, das bioenergetische Vorgänge mittels moderner Elektronik meßbar macht und auf der klassischen Lehre der Akupunktur (Chinesischen Medizin) beruht. Von dem Grundgedanken ausgehend, daß Gesundheit energetisches Gleichgewicht bedeutet, sind Zustandsbilder mit überschießender oder verminderter Energie krankhaft oder behandlungsbedürftig. Bei einer Entzündung läßt sich eine übersteigerte, bei degenerativen Prozessen eine reduzierte energetische Ausgangslage erfassen.

Die lebenden Körperzellen setzen durch chemisch-physikalische Reaktionen im Organismus Energien in Bewegung, die zwischen Yin und Yang im Gleichgewicht stehen. Wir kennen solche elektrophysikalischen Reaktionen in ihrer Auswirkung auf EKG, EEG usw. Diese energetischen Vorgänge, während ihres Ablaufs gemessen, also in der Funktion, ergeben eine *Funktionsdiagnose*. Hierzu kann an klassischen Akupunktur- und neu gefundenen Punkten das elektrische Potential jedes Organfunktionskreises oder -systems wie Blut, Lymphe, Nervensystem, Gefäßsystem usw. durch ein empfindliches Gleichstrommeßgerät geprüft werden. Meßbar sind auch Störungen, die von einem Herd oder Störfeld ausgehen *(Herddiagnostik)*. Man versteht darunter krankhafte lokale Veränderungen im Gewebe, die auf die Umgebung oder an entfernten Stellen im Körper Reaktionen auslösen. Diese können über die Blut- und Lymphbahnen oder über den humoralen oder nervalen Weg wirksam werden.

Eine weitere außerordentlich bedeutungsvolle Möglichkeit ist durch die Elektroakupunkturtestung von belastenden *Nahrungs-* und *Umweltgiften* gegeben. Dabei können noch feinste Giftmengen nachgewiesen werden, die chemisch-analytisch nicht mehr erfaßbar sind.

Eine besondere Rolle spielt die *Medikamententestung*. Mit ihrer Hilfe kann eine Arznei, in den Meßstrom gebracht, in ihrer Indikation und Wirksamkeit schon vor der Einnahme geprüft werden. Durch Einsatz von Nosoden erfolgt die Mesenchymreaktivierung: Gewebe und Zellen, die der körpereigenen Abwehr dienen, werden durch Entgiftung und Aktivierung zur Körperselbstheilung angeregt. Die Früherkennung von

Krankheitsdisposition, von Organschwäche oder -erkrankungen wird durch bestimmte Testpräparate möglich.

Es ist verständlich, daß nach dieser breitgefächerten diagnostischen Abklärung eine umfassende *Therapie* möglich ist. Neben der Verordnung von getesteten Medikamenten kann auch die Regulation im krankhaften Gewebe durch niederfrequente Stromimpulse erfolgen. Diese sind der Stromform, die der Körper selbst produziert, entgegengerichtet, sei es, wie oben erwähnt, übersteigert im Entzündungsfall oder vermindert bei Degenerationsprozessen. Der gezielte Einsatz ausgewählter Stromimpulse (Frequenzen) zwischen 1 und 10 Hertz richtet sich gegen speziell definierte Erkrankungen wie Bluthochdruck, Diabetes, Asthma, um nur einige zu nennen. Höhere Frequenzen bis zu 1000 Hertz werden bei der Ohrakupunktur-Stimulation und zur Schmerzbekämpfung eingesetzt. Lokale Störungen wie Blutergüsse, Entzündungen, Stauungen, Spasmen, Neuralgien und Gelenkerkrankungen lassen sich durch örtliche Behandlung mit gleich- und wechselgerichteten Strömen unterschiedlicher Intensität direkt angehen. Reaktionsschwache Gewebe werden durch kürzere stärkere Stromstöße gereizt.

Die EAV setzt eine gründliche Einarbeitung voraus und erfordert fundierte Kenntnisse der Anatomie, der klassischen Akupunktur und der gesamten Schulmedizin. Sie ist damit eine Methode, die in die Hand des Arztes gehört.

K.A.:
Intern. Gesellschaft f. Elektroakupunktur n. Voll e. V.
Richard-Wagner-Straße 5
7310 Plochingen.

Elektroneuraldiagnostik und -therapie n. Croon

In einem Somatogramm werden Widerstandsmessungen, die an bestimmten Reflexpunkten der Hautoberfläche vorgenommen wurden, aufgezeichnet. Der Kurvenverlauf dieser Meßpunkte gibt diagnostische Hinweise über Gesundheit und Krankheit. Störungen können danach durch hochfrequente Wechselströme behandelt und der Therapieerfolg wiederum gemessen werden. Die Stärke der Methode liegt v. a. auch in der Frühdiagnose, wenn klinische und subjektive Krankheitszeichen noch nicht erkennbar sind.

K.A.:
Forschungsrat der Elektroneuralmedizinischen Gesellschaft
Prof. W. Mehlhadt
Im Grün 24, 7500 Karlsruhe 51

Entspannungs-Verfahren

dienen zur Entkrampfung, zum Sich-Lösen aus psychischer und körperlicher Anspannung, um die Harmonie von Körper und Seele (Psyche) zu erhalten oder wieder zu erlangen.

Westliche Verfahren: *Krankengymnastik*
Atemtherapie
Autogenes Training
Biofeedback
Östliche Verfahren: *Yoga*
Tai Ch'i Chuan
Za Zen

Enzym-Therapie

Enzyme sind Eiweißkörper, die im Organismus für die chemischen Umsetzungen, v.a. des Stoffwechsels, verantwortlich sind. Sie werden im Körper selbst gebildet, können aber auch als Arznei zugeführt werden.[37]

● Wirkung: Anregung der Eigenproduktion, Entzündungshemmung, Flüssigkeitsausschwemmung, fibrinolytisch (Blutgerinnsel auflösend), Krebszellen auflösend.
● Indikationen: Enzymmangel bei Verdauungsstörungen. Bakterielle und Virusentzündungen aller Art, z.B. Nebenhöhlen, Infekte, Furunkel, Wundliegen, Ischias, Gürtelrose, Gelbsucht, Rheuma, u.v.a.m.; Sport- und Unfallverletzungen, Thrombosen und Embolien mit ihren Folgen, arterielle Durchblutungsstörungen, Cystenbildung in der Brust, Krebs.
● Technik: Ausreichend hohe Dosierung je nach Indikation. Einnahme von Tabletten oder als Einlauf, örtlich Salben. Bei Krebs Dauerbehandlung.
● Präparate: z.B. Traumanase, Wobenzym, Wobe-Mugos, Carzodelan. Verdauungsenzyme.

F

Fasten s. *Heildiäten*

Felke-Kur

»Lehm-Pastor« *Emanuel Felke* (1856–1926) entdeckte das alte Volksheilmittel Lehm wieder neu und begründete eine Kur, in deren Mittelpunkt neben Lehmbehandlungen Licht, Luft, Wasser, Bewegung und Ernährung stehen.

● Wirkung: Umstimmung, Abhärtung, Kreislaufanregung, Durchblutungssteigerung.
● Indikationen: Erschöpfungszustände, Wirbelsäulen- und Gelenkerkrankungen, Stoffwechsel- und Verdauungsstörungen, Übergewicht, Allergien, Alterserscheinungen.
● Technik: Mehrwöchige Kuren, täglich Lehmbäder und Packungen, Reibesitzbäder, Gymnastik – alles möglichst im Freien. Kombination mit Physiotherapie, laktovegetabiler Kost, evtl. Fasten.
Felke-Bäder Sobernheim und Diez/Lahn.

K.A.:
Arbeitskreis der Felkeärzte
Winzenheimer Straße
6550 Bad Kreuznach.

Frischzellen s. *Zell-Therapie*

Fußsohlen-Reflexzonen-Massage

von dem amerikanischen Arzt *D. W. Fitzgerald* aus uraltem Volkswissen aufgegriffene Methode, über die Fußsohle auf den ganzen Körper einzuwirken (holistisches Prinzip). Von *Eunice Ingham* in *Amerika, Hanne Marquardt* in *Europa* weiterentwickeltes diagnostisches und therapeutisches Verfahren.

● Technik: Spezielle Massage der Fußsohle nach Erhebung eines Sicht- und Tastbefundes (gute Ausbildung erforderlich).
● Indikationen: Erkrankungen des Bewegungsapparates, des Verdauungssystems, der Atmungs-, Harn- und Geschlechtsorgane.

Nicht bei akuten Lymph- und Venenentzündungen sowie Sudekscher Erkrankung und Pilzbefall des Fußes, hohem Fieber.

K.A.:
Lehrstätte für Reflexzonenarbeit am Fuß
H. Marquardt,
Burgberg
7744 Königsfeld/Schwarzwald.

G

Güsse s. *Kneipptherapie*

H

Haysche Trennkost s. *Heil-Diäten*

Heil-Diäten

Diese werden eingesetzt, um den Heilungsprozeß im Krankheitsfall zu unterstützen. Dies bereits frühzeitig als wichtiger Faktor in der Naturheilkunde beachtet (*Schroth, Kneipp, Bircher-Benner, F. X. Mayr* u. a.).

Ernährung beeinflußt die Ganzheit des Organismus in allen Funktionen, ist also eine unspezifische Basistherapie. Biologische Vollwertkost als Grunddiät mit höchstmöglicher ernährungsphysiologischer Qualität, also möglichst naturbelassene Nahrung *(Kollath)*, s. auch S. 38, steigert die Abwehr-Funktionen *(Anemüller)*[38].

Vereinfachung der verschiedenen organbezogenen Diätkostformen ist anzustreben, Prinzip: Grunddiät mit Varianten. Überliefertes dogmatisches Schonprinzip mit ernährungsphysiologisch unterwertiger Kost aus biologischer Sicht abzulehnen.

Grunddiät mit Varianten als Therapiekonzept für die meisten Erkrankungen ausreichend, Sonderdiäten (z. B. glutenfrei, proteinarm u. ä.) nur für ganz bestimmte Störungen erforderlich.

Kurzfristige Nahrungsenthaltung entlastet den Organismus in der Auseinandersetzung mit akuten Infektionen und bei Fieber und sollte stets bei der hausärztlichen Behandlung einbezogen werden. Tägliche Stuhlentleerung, evtl. Einläufe. Bei Durchfällen oder starkem Schwitzen an Mineralverlust denken, Ersatz durch Hefeextrakt-Brühe.

Fasten als eine länger dauernde Heilmaßnahme muß immer unter ärztlicher Aufsicht durchgeführt werden.

Rohkostfasten wurde von *Bircher-Benner* 1897 in die Behandlung eingeführt. Milde umstimmende entlastende Wirkung ohne besondere Belastungen, nur bei Magen-Darm-Erkrankungen ist Vorsicht geboten.

Nach dem Rohkostfasten Übergang auf vegetarische Vollwertkost: Kein Fleisch, kein Fisch, aber Milch und Milchprodukte sowie Eier in begrenztem Umfang erlaubt. Rohgemüse *vor* den Mahlzeiten, Vollgetreideprodukte (Bircher-Müsli), schonende Zubereitung.

- Wirkung: Basenüberschuß günstig, Entlastung von Kreislauf und Stoffwechsel, beschleunigte Heiltendenz.

Auch der Schwede *Are Waerland* (1876–1955) leitete die von ihm empfohlene Kostform zunächst mit Fastentagen ein, um den Übergang von der heutigen denaturierten Nahrung durch eine gründliche Reinigung zu erleichtern oder in akuten Krankheitsfällen die Heilung zu beschleunigen: Basische Rohsäfte aus Wurzelgemüsen und tägliche große Einläufe werden hierzu empfohlen.

Die Waerlandkost ist eine vegetarische Vollwertkost, auch Eier sind verboten. Morgens Standardgetränk »Exelsior« (Kartoffelwasser mit Leinsamen und Weizenkleie), Obst und Sauermilch, mittags Vierkornkruska (Vollkorngetreidemahlzeit) mit Milch und Obst, abends Rohkost, Schalenkartoffeln, Leinöl, Sauermilch, Langmilch oder Quark, Käsebrot. Reichlich Kräutertee, keine Genußgifte, kein Alkohol. Zu beachten: Viel Wärmezufuhr ist notwendig.

- Wirkung: Stoffwechselumstimmung und -entlastung.

Das strenge Saftfasten als Kur wurde vor allem von *Buchinger* zu der heute in vielen biologischen Sanatorien üblichen Heilbehandlung entwickelt.

- Wirkung: Umstimmung des gesamten Organismus (Psyche, Kreislauf, Stoffwechsel, Verdauung, Wasserhaushalt). Aktivierung von Herden möglich. Vorherige Sanierung, z. B. der Zähne, zu empfehlen.
- Technik: Einleitung der Fastenkur durch ein oder zwei Obst-, meist Apfeltage. Strenges Fasten: Kräutertee, Gemüsebrühe und Fruchtsäfte im Wechsel. Bei Kreislaufbeschwerden evtl. schwarzer Tee, etwas Honig erlaubt. Am zweiten Fastentag drastisches Abführen mit Glaubersalz, später tägliche (oder zweitägige) Einläufe. Mittags Heubeutel-Auflagen auf die Leber. Sorgfältige Körper- und Mundpflege, milde Kneippanwendungen, leichtes Bewegungstraining können begleitend eingesetzt werden. Fastenkrisen sind möglich und gut zu beherrschen. Dauer der Fastenkur je nach Fall und Indikation 10 bis 20 Tage. Abfasten muß sehr vorsichtig über mehrere Tage erfolgen.
- Indikationen: Übergewicht, hoher Blutdruck, hohe Blutfett- und Cholesterin-Werte, Herz- und Kreislaufstörungen, rheumatische Erkrankungen, Entzündungen, Stoffwechselstörungen, Allergien, Ekzem.
- Gegenanzeige: Tuberkulose, Krebs, Schilddrüsenerkrankungen.

Das von *Franz Xaver Mayr* entwickelte Kurprinzip beruht auf der Erkenntnis, daß es in erster Linie darauf ankommt, die gestörte Funktion des Verdauungsapparates wieder in Ordnung zu bringen durch »Schonung, Säuberung und Schulung«. Diese Bedingungen werden durch das »Essen« von Milch und luftgetrockneten Semmeln erfüllt (durch den extrem langsamen Kauvorgang wird die Speichelproduktion aktiviert). Die von Mayr entwickelte spezielle Bauchmassage erleichtert die Darmentleerung und -reinigung. Tägliche kleine Mengen von Bitterwasser. Ist die Gesundung des Verdauungssystems fortgeschritten, findet der Mensch instinktiv zu einer richtigen Kost.

K.A.:
Gesellschaft der Mayr-Ärzte
Friedl-Gasse 35
A-1190 Wien.

Stoffwechselaktive Kost bei Krebs (s. S.105)

Die von *Joh. Schroth* (1798–1856) erprobte und empfohlene Kur beinhaltet eiweißarme Diät, Flüssigkeitsentzug und feuchte Packungen. Ursprüngliche Strenge heute abgemildert: Wechsel von kleinen und großen Trinktagen mit Trockentagen. An den Trockentagen altbackene Semmeln und Backpflaumen. An den Trinktagen Semmeln, Backpflaumen, Getreidebrei und etwa ½ bis 1 Liter Wein. Heftige Kurkrisen treten häufig auf.

Die *Hay'sche Trennkost* wurde in Amerika entwickelt[39]. Prinzip: Beachtung der biologisch-chemischen Abläufe im Körper. Natürliche Vollwertkost, möglichst basenüberschüssig durch reichlich Gemüse und Obst. Eiweiß und Kohlenhydrate müssen in getrennten Mahlzeiten gegessen werden, um die Fermentproduktion voll auszunutzen und die Verdauungsvorgänge zu unterstützen. Vor Beginn der Trennkost wird Entsäuerung empfohlen durch reine Basenmahlzeiten aus Gemüse und Obst, bis der Urin basisch ist.

● Wirkung: Schonung des Magen-Darm-Kanals, optimale Ausnutzung der getrennt aufgenommenen Nahrungsbestandteile.

● Indikationen: Chronische Stoffwechsel- und Verdauungsstörungen, Nierenkrankheiten, Rheuma, Herz- und Gefäßerkrankungen.

Evers-Diät

Von Dr. I. Evers empfohlene Ernährung. Hauptprinzip: Denaturierung der Lebensmittel vermeiden. Vorwiegend Rohkost aus Frisch- und Dörrobst, Schalenfrüchten, Nüssen, Leinsamen, Knollen- und Wurzelgemüse. Ferner Milch und Milchprodukte, frische rohe Eier, gekeimte Getreidekörner.

● Indikation: Stoffwechselerkrankungen, Multiple Sklerose. Da die MS in Schüben verläuft, konnte bisher kein endgültiges Urteil über den Wert dieser Kostform gefällt werden. Es wird jedoch immer wieder über besseres Allgemeinbefinden, gesteigerte Durchblutung und Abwehrkraft unter dieser Ernährung berichtet[40].

Heilerde

Als unschädliches Naturheilmittel wird sie zu innerlichem und äußerlichem Gebrauch empfohlen. Durch die große Oberfläche der Pulverbestandteile ergibt sich eine starke Bindefähigkeit von Fäulnisstoffen und Darmgiften. Die Heilerde ist innerlich daher wirksam bei unnatürlicher Gasbildung und Verdauungsstörungen. Sie neutralisiert Säure und ist heilsam bei Darmkatarrhen. Ihre regulierende Wirkung macht man sich sowohl bei Verstopfung als auch bei Durchfall zunutze. Zu Mundspülungen bei Schleimhautentzündungen, Aphthen-Bildung oder Parodontose gibt man 1 bis 2 Teelöffel auf ½ Glas Wasser oder Tee, kann sie aber auch als Pulver einnehmen und dann einspeicheln. Innerlich sind meist 1 bis 2 Teelöffel in etwas Flüssigkeit ausreichend. Bei empfindlichem Magen kann Heilerde in Form von Luvos Ultra oder als Einlauf verordnet werden.

Äußerlich als kalte Packung wirkt die Heilerde wärmeentziehend und entzündungshemmend bei Halsentzündungen, Schilddrüsenüberfunktion, Verstauchungen. Ein teigiger streichfähiger Brei wird auf ein Tuch aufgetragen und etwa ½ bis ¾ Stunde in Wickeltechnik angelegt. Bevor die Heilerde krümelig bzw. warm wird, nimmt man die Packung ab. Der Lehm kann 3- bis 4mal wiederverwendet werden.

Lehmwasser-Auflagen (2 bis 3 Eßlöffel auf ½ l Wasser) erleichtern die Beschwerden bei Venenentzündungen, bestimmten Ekzemformen, Verstauchungen und bei gereizten und gestauten Hämorrhoiden, die Umschläge werden kalt angelegt und bei Erwärmung erneuert.

Da die Haut durch Heilerde leicht austrocknet, ist zu empfehlen, sie vorher einzuölen.

Heilpflanzen s. *Pflanzenheilkunde*
Herddiagnostik s. *Elektroakupunktur n. Voll*
Heubeutel s. *Kneipptherapie*

Höhlentherapie (Speläotherapie)

Eine seit etwa 30 Jahren bekannte Methode, vorwiegend zur Asthmabehandlung. Kurmäßiger Aufenthalt in einer Höhle, z. B. Kluterthöhle Ennepetal (vom Deutschen Bäderverband anerkannt). Höhlentherapie auch im Ausland (Tschechoslowakei, Ungarn, Rumänien, Polen, Österreich, Frankreich).

K.A.:
Internationale Union f. Speläotherapie
Dr. Spannagel
Milperstraße 14
5828 Ennepetal/Sauerland.

Homöopathie (Homöotherapie)

Das Wort stammt aus dem Griechischen: homoios = ähnlich, pathos = Krankheit. Grundlage der Methode ist die Ähnlichkeitsregel, das Simile-Prinzip. Die Homöopathie wurde von *S. Hahnemann* entwickelt, ist seit 1810 bekannt und gehört heute zum Grund-Heilmittelschatz der Naturheilverfahren. 60% der niedergelassenen Ärzte wenden vorwiegend oder von Fall zu Fall homöopathische Arzneien an. In Deutschland gibt es etwa 1000 Mitglieder des Zentralvereins Homöopathischer Ärzte.

Die drei Säulen der Homöopathie sind:

1. Die Arzneimittelprüfung am gesunden Menschen
2. Die Ähnlichkeitsregel
3. Die Potenzlehre, d. h. Zubereitung der Arznei, welche als »angepaßter Reiz« gegeben wird (die homöopathische Dosis).

Die Auswahl der Arznei erfolgt nach dem Arzneimittelbild, das sich aus Erfahrung und der Testung am Gesunden ergeben hat. Mit anderen Worten: Die Symptome, die ein Mittel in höherer Dosierung beim Gesunden auslöst, entsprechen dem Arzneimittelbild, bei dem das Mittel in Verdünnung heilend wirkt. Dieses sollte mit den Symptomen der zu behandelnden Krankheit eine möglichst große Übereinstimmung haben – Ähnlichkeit, Simile. Darüber hinaus werden individuelle Merkmale des Patienten berücksichtigt wie Konstitution, körperliche und psychische Befunde, Art und Lokalisation der Beschwerden usw. Damit wird verständlich, daß allein auf Symptome bezogene Arzneien nur in seltenen Fällen verordnet werden (z. B. Nux vomica, die Brechnuß bei Übelkeit, Ferrum phosph. bei Fieber).

Jeder Krankheitsfall erfordert eine individuelle Arzneimittelwahl zur Anregung der körpereigenen Reaktionen, eine sehr ausführliche Befragung des Patienten ist erforderlich.

An Grundsubstanzen werden pflanzliche, mineralische, tierische und chemische Ausgangsstoffe verwendet. Die Ausgangssubstanz, die Urtinktur, wird durch Milchzucker bzw. Alkohol verdünnt und nach genauer Vorschrift intensiv verrieben bzw. verschüttelt, »potenziert«. Dabei geht es jedesmal um eine 10fache Verdünnung, also Dezimal-Potenz (Buchstabe D). D_3 ist also 1 Tausendstel der Grundsubstanz. Jenseits der D_{23} enthalten die Lösungen keine Moleküle mehr (Hochpotenzen). Wie diese wirken, kann noch nicht gesagt werden. Möglicherweise bringt die moderne Physik mit ihren energetischen Wirkvorstellungen eine Aufklärung dieses vermutlich mit der Verschüttelung zusammenhängenden Phänomens. Der Wirkeffekt hat sich sowohl in der Human- als auch in der Tiermedizin bestätigt.

K.A.:
Deutscher Zentralverein Homöopathischer Ärzte e. V.
Lunkenheimer Landstraße 113
7500 Karlsruhe 31.

Homotoxin-Lehre (n. Reckeweg)

Vielen Krankheiten liegen Einwirkungen menschlicher Körpergifte zugrunde. Die Symptome der Erkrankung werden dann als eine Auseinandersetzung des Körpers mit diesen Giften gedeutet (Homotoxikose). Der Abwehrvorgang kann in 6 Phasen verlaufen. Die ersten beiden sind die Ausscheidungsphasen. In ihnen reinigt sich der Körper durch Ausleitung der Gifte über Darm, Schleimhaut, Haut und Nieren. Gelingt dieses nicht, werden in den beiden folgenden Phasen die Krankheitsstoffe im Körper abgelagert = Ablagerungsphase. Sie können in den beiden letzten Entartungsphasen zu Organschädigungen, Degenerationserscheinungen bis zum Krebs führen.

In der Therapie binden Reizstoffe (Injeele) über Bildung von Antikörpern die Krankheitsstoffe und führen sie zur Ausscheidung. Es erfolgt also eine spezifische Entgiftung mit antihomotoxischen Homöotherapeutika.

K.A.:
Intern. Ges. f. Homotoxikologie und antihomotoxische Therapie e. V.
c/o Zentralverband der Ärzte f. Naturheilverfahren
Eichelbachstraße 61
7290 Freudenstadt/Kniebis.

HOT s. *Sauerstoffbehandlung*
Huneke-Therapie s. *Neuraltherapie*
Hydrotherapie s. *Physikalische Therapie*

I

Inhalation s. *Atemtherapie*

K

Kneipp-Therapie

Nach Pfarrer Sebastian *Kneipp* (1821–1897) benannte Ganzheitsbehandlung mit den Therapie-Schwerpunkten (5 »Säulen«):

- Hydrotherapie (Wasserbehandlung)
- Bewegungstherapie
- Phytotherapie
- Diätetik
- Ordnungstherapie.

Hier Beschränkung auf die Kneippsche *Hydrotherapie,* da die übrigen Prinzipien Allgemeingut der Naturheilverfahren sind und in diesem Buch an vielen Stellen ausführlich erläutert werden.

- Wirkung der Kneipptherapie: Äußerst vielfältig über die Haut auf den gesamten Organismus, Kreislauf, Stoffwechsel und Wärmehaushalt, ferner je nach Art der Anwendung gezielt auf bestimmte Organe, Körperteile, Funktion, Nervensystem und Psyche.

Häusliche Anwendung zur Gesunderhaltung und bei gesundheitlichen Störungen aller Art;

Kurmäßige Anwendung in Kneippheilbädern, -Kurorten, -Sanatorien und -Ambulatorien zur Gesundung, Vorbeugung und Gesundheitserziehung.

Grundprinzip: Nicht Schonung, sondern Training.

Intensive Forschung und Weiterentwicklung seit Begründung der Lehre. Entsprechend den wissenschaftlichen Erkenntnissen und heutigen Erfordernissen Erweiterung, Neueinführung und Veränderungen zahlreicher Anwendungen, z.B. im Gegensatz zu früher verstärkte Wärmezufuhr, Einführung der Blitzgüsse usw.

Folgende Anwendungsformen gehören zur Kneipp-Hydro-Therapie: Bäder, Dämpfe, Güsse, Packungen (Heubeutel, Quark, Lehm), Taulaufen, Wassertreten, Waschungen und Wickel.

Kräuterzusätze verstärken die Wirkung der Anwendungen. Es wirken:

– beruhigend	Baldrian, Melisse
– erfrischend, anregend	Fichtennadel, Kalmus, Rosmarin
– entzündungshemmend	Kamille
– auf die Haut	Eichenrinde, Weizenkleie, Zinnkraut, Molke
– auf den Unterleib	Zinnkraut
– schleimlösend	Fichtennadel, Thymian
– gegen Rheuma	Heublumen
– schweißtreibend	Heublumen
– krampflösend	Heublumen

● Grundregeln für die praktische Durchführung von Kneippanwendungen:
Nie kalt an den kalten Körper.
Nach jeder Kaltanwendung für Wiedererwärmung sorgen (entweder durch Bewegung oder durch Nachruhe im Bett)
Feuchtigkeit nach der Anwendung von der Haut nur abstreifen, anschließende Verdunstung hat zusätzliche erwünschte Wirkung. Nur die nicht bekleideten Körperteile werden abgetrocknet (Hände, Gesicht).
Wenn kalt, dann kurz und kalt. Individuelle Anpassung ist oberstes Gebot.
Alle warmen Bäder (Teil- und Vollbäder) in der Temperatur ansteigen lassen (etwa von 36°–39°), damit sich die Körpertemperatur der Wassertemperatur langsam anpassen kann (Gefäßtraining).
Warme Anwendungen (passive Erwärmung) mit einem kalten Reiz abschließen, damit der Körper zu einer aktiven Reaktion gezwungen wird.
Stets zunächst mit kleinen Anwendungen beginnen, erst allmählich zu größeren übergehen.
Bei Tendenz zu Durchblutungsstörungen (chronisch kalte Füße) mit intensiver Erwärmung beginnen (ansteigende Teilbäder mit abschließendem kurzen kalten Guß), später Übergang zu Wechselbädern, schließlich zu Wechselgüssen, die dem Körper die größte Reaktionsfähigkeit abverlangen.
Ist ein Bad unbekömmlich (Kreislaufstörung, Kollapsgefahr), *nicht* aufstehen, sondern Arme und Herzgegend abkühlen, Wasser ablassen.

1. Bäder

Vollbäder
● Technik: Wanne halb füllen, Temp. 36°, Extrakt zufügen. Einsteigen, langsam heiß zulaufen lassen, in etwa 10 Minuten 39° erreichen. Weitere 10 Min. bei 39° verweilen, evtl. im Bad etwas bürsten (Kreislauf anregend, entlastend). Nach etwa 20 Min. Bad beenden, Wasser ablaufen lassen, Körper kurz kalt abgießen: re. Arm, li. Arm, re. Bein, li. Bein, evtl. Brust und Rücken.

Soll durch das Bad eine *schweißtreibende* Wirkung erzielt werden, vorher heißen Lindenblütentee trinken, evtl. Badetemp. bis 40° ansteigen lassen. Bei gesunder Konstitution Schwitzen nicht schon nach dem

Bad beenden, sondern sofort in warmes Leinentuch hüllen und noch etwa ½ Stunde warm verpackt im Bett nachschwitzen. Erst dann Prozedur beenden, lauwarm abwaschen, nachruhen. Sehr wirksam bei beginnendem Infekt ohne Fieber.

Soll ein *beruhigender,* evtl. schlaffördernder Effekt erreicht werden, läßt man die Temperatur nur bis 38° ansteigen und beendet das Bad durch Abfallenlassen der Temperatur auf etwa 28° durch Zulauf von kaltem Wasser. Zusätze der Indikation entsprechend.

Teilbäder

- Technik: Fuß- bzw. Armbadewanne (auch großer Eimer oder Waschbecken) halb mit Wasser füllen, Temperatur 36°, Extrakt zufügen. Arme (Beine) eintauchen, bequeme Haltung, übrige Körperteile bekleidet (Bademantel). Heißes Wasser zulaufen lassen bis etwa 39–40°, Dauer 20 Minuten, Teilbad beenden durch kurzen kalten Reiz (abwaschen, abgießen).

- Indikationen: Temp. ansteig. Fußbad: Chronisch kalte Füße, Erkältung, Nebenhöhlenerkrankungen, Blasen- u. Unterleibsstörungen

Temp. ansteig. Armbad: Herzbeklemmung, Angina pectoris (direkte Beziehung der Blutgefäße des Armes zu den Herzkranzgefäßen), auch im Anfall möglich

Wechsel-Teilbäder: Trainingsprinzip, Kreislaufanregung. Technik abgewandelt: 10 Min. Temp. ansteigen lassen, dann 10 Sek. in kaltes Bad eintauchen, nochmals 10 Min. warm, mit kalt beenden.

Überwärmungs-Teilbad: Temp. auf mindestens 42° innerhalb 10 Min. ansteigen lassen und dann die hohe Temp. halten. Je nach Verträglichkeit bis zu einer halben Stunde. Indikation: Örtliche Zellgewebsentzündung, z. B. Umlauf (Panaritium). Ärztliche Anordnung!

Sitz-Bäder: Temp. ansteigend mit nachfolgender Abgießung. Indikation: Unterleibs- und Blasenstörungen. Wenn keine Sitzbadewanne vorhanden, Halbbad als Ersatz.

2. Dämpfe

Am gebräuchlichsten: das *Kopfdampfbad*

3. Güsse

Spezielle von Kneipp erfundene Wasseranwendung. Begießung von einzelnen oder mehreren Körperteilen durch einen gleichmäßigen, gebundenen, fast drucklosen Wasserstrahl. Herzfern beginnend, nicht spritzen. Einschleichende Reizwirkung. Kalt, warm oder wechselwarm. Schlauchstärke möglichst ¾ Zoll. Von Handbrause wenn möglich Brausekopf abschrauben. Gut in der Badewanne oder Brausetasse durchführbar, dabei auf Matte oder Rost stehen zur Sicherheit und um Abkühlung der Fußsohlen zu vermeiden. Grundregeln beachten. Dauer etwa 2 Min. bei wechselwarmen Güssen, kalt nur Sekunden.

- Indikationen: Kreislauftraining, Durchblutungssteigerung, entstauend (Krampfadern), abhärtend.
- Technik: An der Außenseite des Fußes (der Hand) beginnend langsam den Schlauch mit dem fließenden Wasserstrahl nach oben führen zum Knie (Knieguß), Gesäß (Schenkelguß), Schulter (Armguß). Erst rechts, dann links, an den Beinen erst hinten, dann vorne, beim Schenkelguß nicht den Leib einbeziehen.

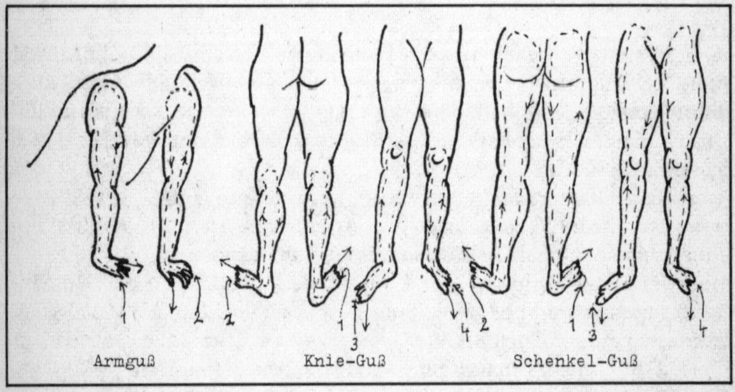

Blitz-Güsse werden aus drei bis fünf Metern Entfernung mit scharfem Strahl verabfolgt, heiß und kalt, Teil- und Vollgüsse je nach Indikation. In Kombination mit warmem Halbbad als »Blitzgußmassagebad« sehr wirksam z. B. bei Hexenschuß und Ischias.

4. Packungen

Heiß: *Heubeutel.* Über Wasserdampf erhitzter, mit Heublumensamen gefüllter Leinenbeutel wird mit Wickeltechnik als Packung am Körper angelegt.

● Wirkung: Durchblutungssteigernd, über den Nervenreflexweg entkrampfend auf die inneren Organe.
● Technik: Leinensack je nach gewünschter Größe zu ⅔ mit Heublumensamen füllen oder Einmalbeutel verwenden (Reformhaus, Apotheke), anfeuchten, über Wasserdampf bei geschlossenem Topf etwa ½ Stunde lang erhitzen. Im Bett Wickel vorbereiten, Plastikunterlage zur Schonung der Wäsche. Heubeutel dem Topf entnehmen, etwas abdampfen lassen. Vorsichtig, so heiß wie erträglich auf den betreffenden Körperteil auflegen. Leinentuch und Wolldecke fest anwickeln, gut zudecken, ruhen bis Beutel abgekühlt. (Das sollte ¾ bis 1 Stunde dauern).
● Indikationen: Koliken, Blasenentzündung, Durchfall, Hexenschuß, rheumatische Beschwerden, Bronchitis, bei Fastenkuren Leberpackungen.

Kartoffelsack: Ähnliche Wirkung wie Heubeutel. Mit der Schale gekochte Kartoffeln zerdrücken, in Beutel füllen, anlegen.

Kalt: *Quark-Packungen*
Stark kühlende, hitzeentziehende Anwendung.
● Technik: Wickel im Bett vorbereiten, das Leinentuch anfeuchten, fingerdick mit angerührtem Quark bestreichen, auf den betr. Körperteil auflegen, wickeln. Bei Erwärmung abnehmen. Für Nacherwärmung sorgen.
● Indikationen: Brustentzündung in der Stillperiode, Angina, Venenentzündung, Verstauchungen, Zellgewebsentzündung.

Lehmpackungen s. *Heilerde*
Lehmwasser-Auflagen s. *Heilerde*

5. *Taulaufen* (Schneegehen)

Morgendliche Anwendung zur Abhärtung. Nur bei warmen Füßen erlaubt.
● Technik: Kurzes Laufen oder Gehen (Sekunden bis Minuten), höchstens bis die Füße schmerzen. Anschließend warme Strümpfe anziehen. Für Nacherwärmung sorgen.

6. *Wassertreten*

Auf Wanderungen in kleinen Bächen, zu Hause in der Badewanne leicht durchführbare Zuwendung. Entlastung bei müden Füßen, gestauten

Beinen (Krampfadern), evtl. ableitend bei Hitzeandrang zum Kopf (erhöhter Blutdruck, Kopfschmerz).

● Technik: Wanne ¾ füllen mit kaltem Wasser, 10 Sekunden bis 2 Minuten auf- und absteigen (Storchengang). Bei schneidendem Kältegefühl sofort beenden. Wasser abstreichen, warme Strümpfe anziehen, für Nacherwärmung sorgen.

Beachte: Rutschgefahr in der Badewanne durch Gummimatte vorbeugen. *Nicht* bei kalten Füßen, akuten Blasen- und Nierenerkrankungen.

7. Waschungen

Teil- oder Ganzwaschung zur aktiven Gesundheitspflege

● Technik: Morgens aus dem warmen Bett steigen, mit zusammengefaltetem Gerstenkornhandtuch ganz kurz kalt von oben bis unten abwaschen. Sofort ohne Abtrocknen ins warme Bett zurück, gut zudecken. 20 Minuten Ruhen zur Wiedererwärmung. Bei Schlafstörungen auch nachts anwendbar.

● Wirkung: Abhärtend, bei Schlafstörung ableitend. Stoffwechsel und Kreislauf anregend.

Serienwaschung bei hohem Fieber und trockener Haut

● Technik: Frisches Laken im Bett auslegen. Patient daraufsetzen, kurz kalt abwaschen von oben bis unten, hinten und vorn. In das Laken einhüllen, warm zudecken. Wiederholung etwa alle 20 Minuten, 3- bis 5mal. Im allgemeinen nach der zweiten oder dritten Waschung Schweißausbruch. Dann lauwarm abwaschen, abtrocknen, frisches Bett, Ruhe. Schweißtreibende Wirkung durch heißen Fliedertee unterstützen.

● Wirkung: Entlastend, beruhigend, schweißtreibend, mild fiebersenkend.

Wechselwarme Oberkörperwaschung

● Technik: Patient aufrecht im Bett hinsetzen. Zwei Schüsseln bereitstellen, eine mit kaltem, die andere mit sehr heißem Wasser. In jede Schüssel ein Leinenhandtuch. Heißes Leinentuch auswringen, dann vorsichtig an den Rücken bringen. Schließlich auflegen, mit trockenem Frottiertuch abdecken. Inzwischen kaltes Tuch ausdrücken, heißes Tuch fortnehmen, mit kaltem kurz abwaschen. Dabei tief atmen lassen, dann zudecken. Tücher in entsprechende Schüssel zurück. Gleichen Vorgang noch zweimal wiederholen. Abschließend mit Hustenbalsam einreiben, hinlegen, dann dasselbe von vorne, und ruhen lassen.

● Wirkung: Stark husten- und schleimlösend bei Bronchitis.

8. Wickel

Vielseitige Anwendungsformen, wärmeentziehend, wärmestauend oder schweißtreibend je nach Technik. Stets im Bett anlegen. Vorher für warme Füße und Blasenentleerung sorgen. Auf die Haut nasses Leinentuch. Dann mit Zwischentuch und Wolldecke einwickeln. (Richtige Technik sehr wichtig.) Gut zudecken. Ruhen lassen. Gleiche Technik für Packungen. Größere Wickel nur auf ärztliche Anordnung. Kleinere Wickel: Halswickel bei Halsentzündungen, Wadenwickel bei Fieber, bei Erwärmung abnehmen. »Nasse Strümpfe«, wie Wadenwickel. Besonders bei unruhigen Kindern geeignet: Kalte, nasse Baumwollstrümpfe anziehen, Wollstrümpfe darüber.

K.A.:
Kneipp-Ärztebund
Postfach 475
8939 Bad Wörishofen.
Kneippbund e. V. Bundesverband für Gesundheitsförderung
Lackerbauerstraße 23
Postfach 180
8000 München 60.

Kopfdampfbad

Erwärmung des Kopfes und der Atemwege durch Einatmen von Kräuterdämpfen, evtl. mit Zusatz von ätherischen Ölen.
● Wirkung: Steigerung der Durchblutung im Bereich der Gesichtshaut sowie der Schleimhäute der Atemwege. Heilende Wirkung bei Kamillezusatz.
● Indikationen: Katarrhalische Infekte der oberen Luftwege, Schnupfen, Nebenhöhlenentzündung, Luftröhrenkatarrh, Bronchitis.
● Technik: Heiße Kamillenabkochung, evtl. mit einigen Tropfen Olbas oder japanischem Heilpflanzenöl, in flache Schüssel geben, über die sich der Patient beugt. Großes Handtuch über Kopf, Hals und Schüssel hängen, damit Dämpfe eingeatmet werden können und die Hitze länger hält. Danach langsame Abkühlung, um sich nicht zu erkälten. Dazu trockenes Tuch über den Kopf hängen.

Krankengymnastik

Umfassendes, äußerst vielseitiges Gebiet der Physikalischen Therapie. Fundierte Ausbildung (3 Jahre) in Theorie und Praxis zum staatl. anerkannten Krankengymnasten(in). Enge Zusammenarbeit mit dem Arzt wichtig für den optimalen Einsatz auf allen Fachgebieten der Medizin. Unentbehrlich für die Naturheilverfahren. Einsatz in der vorbeugenden Behandlung, bei Krankheiten und zur Rehabilitation.

K.A.:
Deutscher Verband f. Physiotherapie
Zentralverband der Krankengymnasten e. V.
Hugotstraße 21
5000 Köln 30.

L

Lagerungsübungen nach Ratschow

Diese dienen der Durchblutungsförderung der Beine bei venöser und arterieller Minderdurchblutung. In Rückenlage werden ca. 2 Minuten Rollbewegungen der Sprunggelenke bei 60 Grad erhobenen Beinen durchgeführt. Zur Erleichterung können die Kniekehlen mit den Händen unterstützt werden. Die Übungen werden bei Wadenschmerzen schon vor Ablauf der Zeit beendet. Danach aufsetzen und Beine hängen lassen. Reaktive Hautrötung erfolgt normalerweise nach 3 bis 5 Sekunden, die Füllung der Fußrückenvenen nach 5 bis 12 Sekunden. Diese Übung wird 3mal wiederholt und möglichst 2- bis 3mal täglich durchgeführt.

Lauftraining (Trimm-Trab, Jogging)[42]

Beste vorbeugende Maßnahme gegen Herz- und Kreislaufschäden. Untrainierte und über 40 Jahre alte Gesunde sowie Nicht-Gesunde müssen vorher ärztlichen Rat einholen, evtl. unter Aufsicht beginnen.

● Technik: Behutsame Steigerung der Belastung. Dauer wichtiger als Intensität, Häufigkeit wichtiger als Dauer. Nur bis Toleranzgrenze traben: Man muß sich noch unterhalten können, ohne außer Atem zu geraten. Faustregel für die Pulsfrequenz: Der Belastungspuls (Pulsschläge pro Minute während der Belastung) sollte 180 minus Lebensalter betragen. Bei Personen mit geringem Fitnessgrad zunächst nicht über 110 bis 120 in der Minute. Bei Beschwerden oder zu starker Pulsbeschleunigung Gehen oder Pausieren. Regelmäßigkeit anstreben. Geeignete Schuhe, möglichst gewachsenen Boden.

Aufbautraining 3- bis 7mal wöchentlich 15 bis 30 Minuten, Erhaltungstraining 1mal 45 Minuten, 2mal 30 Minuten, oder 3mal 20 Minuten. Wenn Lauftraining in dieser Form nicht zu realisieren, evtl. täglich 5 Minuten auf der Stelle laufen, Seilspringen oder Bali-Übungen.

Lehmbehandlung s. *Heilerde und Kneipptherapie und Felke-Kur*

Lymphdrainage s. *Manuelle Lymphdrainage*

Magnetfeld-Therapie

Durch pulsierende, niederfrequente elektromagnetische Felder werden die Sauerstoffausnutzung im Zellstoffwechsel verbessert und die körpereigenen Abwehrkräfte mobilisiert. Das umfassende Wirkprinzip erklärt den breiten Indikationsbereich, d. h. die Magnetfeldtherapie ist sowohl bei akut entzündlichen als auch bei Abnutzungserkrankungen wirksam.

Mandeln absaugen

Von Dr. *H. Roeder* (1866–1938) entwickelte Methode: Mit dem Roederschen Saugnapf werden die Rachenmandeln abgesaugt und anschließend mit Kaffeekohle (Carbo Königsfeld) einmassiert. Zusätzlich kann die Nasenschleimhaut mit Roedertinktur massiert werden.
● Wirkung: Intensive Anregung der Durchblutung des lymphatischen Rachenringes, Aktivierung der Selbstheilungskräfte.
● Indikationen: Neigung zu Halsentzündungen, Infektanfälligkeit, Behinderung der Atemfunktion durch vergrößerte Mandeln. Besonders wirksam in Kombination mit Symbioselenkung und Enzymtherapie sowie Manueller Lymphdrainage.

Manuelle Lymphdrainage n. Dr. Vodder

1932 von Dr. *E. Vodder* entdeckte Behandlungsmöglichkeit zur Einwirkung auf das Lymphsystem. Bedeutung des lymphatischen Systems, besonders auch für die Immunologie, durch intensive wissenschaftliche Forschung anerkannt, neues Fachgebiet: Lymphologie.
● Technik: Sehr weiche, von Dr. Vodder entwickelte spezielle Massage der Lymphgefäße und -abflußgebiete (Druck nicht über 30 Torr).
● Indikationen: Lymphstauungen, auch nach Operationen (z. B. Brustkrebs), Oedeme, Verstauchungen, lymphatische Konstitution, Infektanfälligkeit, chronische Nebenhöhlenerkrankungen, Hauterkrankungen (z. B. Ekzem, nach Verbrennungen usw.), Krampfadern u.a.m.

Zu beachten: Die therapeutische Lymphdrainage, z. B. nach Operationen, bei Krampfadern usw., darf nur nach ärztlicher Anordnung von einem voll ausgebildeten Lymphtherapeuten ausgeführt werden.

Der gute kosmetische Effekt kann in entsprechenden Instituten genutzt werden.

Manuelle Medizin s. *Chirotherapie*
Mayr-Kur s. *Heildiäten*

Meeresheilkunde *(Thalassotherapie)*

Möglichkeit der Beeinflussung von Krankheiten und Krankheitsdisposition durch Einwirkung des Seeklimas, Inhalation sowie Sand- und Schlickpackungen und Meerwasserbäder. Starkes Reizklima v. a. auf den nord- und ostfriesischen Inseln sowie Helgoland, milderes Klima auf den Watten-Inseln, Schonklima an der Ostsee.

● Wirkung: Allgemeine Umstimmung, Abhärtung, Schutz vor schädlichen Einwirkungen in Binnenland und Großstadt (Allergene, Pollen).

● Indikationen: Infektanfälligkeit, Allergien (Ekzem, Heuschnupfen, Asthma), funktionelle Kreislaufstörungen (v. a. niedriger Blutdruck), Hautkrankheiten, Krankheiten der Atmungsorgane, Frauenleiden.

Ungeeignet: Akute Infektionskrankheiten und Entzündungen, Rheuma, Herzfehler, Krebserkrankung. Beratung mit dem Hausarzt immer empfehlenswert.

K.A.:
Forschungsgemeinschaft f. Meeresheilkunde e. V.
Postfach 2972, 2972 Borkum.

Mesenchymreaktivierung s. *Elektroakupunktur n. Voll*

Molekulartherapie n. Koch

Sie dient der Wiederherstellung der natürlichen Immunität des Organismus. Dieses Ziel wird erreicht, wenn die lebenswichtigen Reaktionen der Carbonylgruppen im Stoffwechsel der Zellen von allen Blockaden oder Fehlregulationen befreit sind. Injiziert werden verschiedene Carbonylgruppen bei chronischen Krankheiten, Virusinfekten und zur Tumortherapie.

Moxatherapie s. *Chinesische Medizin*

Neural-Therapie nach Huneke

Ein örtliches Betäubungsmittel (Lokal-Anaestheticum) wird zu diagnostischen und therapeutischen Zwecken an bestimmte Stellen des Körpers gespritzt. Die Wirkung der Injektion erfolgt über den Nervenweg, nach neueren Erkenntnissen ist eine elektro-chemische Reaktion denkbar. Sie greift in biologische Reaktionsvorgänge ein oder löst sie aus im Sinne einer Umstimmung und Entstörung (Regelkreise).

Über die Reflexzonen (Head) kann eine örtliche oder eine Fernwirkung, z.B. durch Quaddelung (Injektionen flach in die Haut) erreicht werden. Durch Injektion in die Umgebung von Herden (chronisch entzündete Mandeln, Zähne usw.) oder in Störfelder (z.B. Narben) können diagnostische Hinweise gewonnen werden. Gelingt es, durch eine solche Injektion in Sekundenschnelle bestehende Beschwerden schlagartig zu beseitigen, so spricht man von einem »Sekundenphänomen«. Dies kann eine Heilung bedeuten, es können aber auch noch weitere Injektionen notwendig sein, evtl. auch die operative Entfernung des Herdes. Ganz besonders in dieser diagnostischen und therapeutischen Möglichkeit liegt die Stärke der Methode.

Indikation: Alle herd- und störfeldbedingten Erkrankungen, lokale Schmerzzustände, über den Nervenreflexweg beeinflußbare Funktionsstörungen.

N

Nosoden-Therapie

Nosoden sind nach homöopathischen Gesichtspunkten hergestellte Arzneien aus Körperbestandteilen und Stoffwechselprodukten von Mensch und Tier, von Mikroorganismen und deren nicht mehr toxischen Bestandteilen (s. Elektroakupunktur).

Autonosoden (Isopathie) bestehen aus Krankheits-(Patienten-)eigenem Material, das nicht mehr krankmachend wirkt (Autovakzine).

Heteronosoden sind industriell hergestellte Fremd-Nosoden.

Auto- und Heteronosoden bewirken Antikörperbildung.

O

Ohr-Akupunktur s. *Chinesische Medizin*
Oxyvenierungstherapie s. *Sauerstoffbehandlung*
Ozon-Therapie s. *Sauerstoffbehandlung*

P

Packungen s. *Kneipptherapie*

Pflanzenheilkunde (Phytotherapie)

Unter Phytotherapie verstehen wir die Wissenschaft, die sich mit der Anwendung pflanzlicher Heilmittel beim kranken Menschen beschäftigt (*R. F. Weiß*[43]). Eine Unterteilung in zwei Gruppen trennt stark, unmittelbar und intensiv wirkende (forte) von milden einfachen (mite) Phytotherapeutika. Zwischen diesen Gruppen stehen die Pflanzen, die eine Mittelstellung einnehmen.

Die Arzneien aus stark wirkenden Heilpflanzen finden vorwiegend als reine Wirksubstanzen in der klinischen Medizin und bei schweren Erkrankungen Anwendung (z.B. Digitalis).

Unsere Zusammenstellung ist den Mite-Pflanzen in Form ihrer Wirkstoffgemische vorbehalten, aus denen Tees, Extrakte, Zusätze zu Bädern und Auflagen, Wickeln, Spülungen und Inhalationen hergestellt werden. Die vielfältigen Zubereitungsformen richten sich nach den verwendeten Pflanzenteilen und Indikationen und können im Rahmen dieses Buches nur in einzelnen Fällen angeführt werden.

Die nachfolgend beschriebenen Drogen sind vorwiegend Grundstoffe für Tees und Tinkturen. Der Zusatzvermerk »A« gibt an, in welcher Fertigarznei z.B. die Pflanze enthalten ist.

K.A.:
Gesellschaft f. Phytotherapie e.V.
Rudolfstraße 3
8958 Füssen.

Liste der Pflanzen:
Angelika, Engelwurz (Angelica archangelica, A. silvestris) Tee (aus der Wurzel): Vor den Mahlzeiten zur Appetitanregung. Nach dem Essen bei Magenbeschwerden. Äußerlich: Spirit. Angelicae comp. bei Muskelschmerzen u. rheumat. Beschwerden.
Arznei (A): Euflat-Drag.

Anis (Pimpinella anisum)
Wirksamer Inhaltsstoff ist ein aetherisches Öl: Schleim- und krampflösend, Anregung der Milchsekretion.
A.: Vier-Winde-Tee gegen Blähungen
Bronchiflux, Pectamed, Ipalat bei Bronchitis.

Arnica (Arnica montana)
Tee (aus den Blüten): Zum Mundspülen bei Halsentzündung
Tinktur: 1:3 mit Wasser verdünnt für Umschläge bei Blutergüssen, schlecht heilenden Wunden und Entzündungen.
A.: Arniflor, Combudoron, Arnicamill, Arnica-Kneipp.

Bärentraube (Arctostaphylos)
Die Wirkstoffe der Blätter haben in den Harnwegen eine gering bakteriostatische Wirkung, die sie bei Blasen- und Nierenbeckenentzündungen entfalten.
A.: Uvalysat, Blasen-Nieren-Tee Stada.

Baldrian (Valeriana offizinalis)
Aus der Wurzel werden Wirkstoffe gewonnen, die beruhigend auf das Zentralnervensystem und dämpfend auf die Reflexerregbarkeit wirken. Tee, Badeextrakt, Tinktur, Salben.
A.: Valdispert, Hovaletten, Plantival, Valmane.

Birkenblätter (Folia Betulae pendulae)
haben geringe harntreibende und blutreinigende Wirkung. Tinktur oder Salbe bei trockenem Ekzem.
A.: Cystinol.

Brennessel (Urtica dioica)
Blätter und Stengel: Stoffwechselreinigung (Frühjahrskur). Anregung der Harnausscheidung, bei Rheuma, blutbildend. Frühjahrskur: Feingehackt roh als Salat oder gedünstet wie Spinat (Vitamin-C-haltig).
Äußerlich: Als Spiritus gegen Haarausfall.
A.: Cefarheumin, Rheumapressan.

Brombeere (Rubus fructicosus)
Der in den Blättern enthaltene Gerbstoff hat eine leicht stopfende Wirkung bei Darmkatarrh. Eisen- und Vitamingehalt sowie der Geschmack machen die Brombeerblätter als Tee beliebt.
A.: Solu-Vetan.

Faulbaum (Rhamnus frangula)
Die Faulbaumrinde enthält ein Glycosid, das mild, aber anhaltend abführend wirkt, ähnlich dem Rhabarber, aber schwächer als Sennes und Aloe.
A.: Bitulax.

Fenchel (Foeniculum offizinale)
Die aetherischen Öle sind ähnlich denen des Kümmels und wirken schleimlösend bei Husten und blähungswidrig. Wegen des angenehmen Geschmacks auch für Säuglinge geeignet. Umschläge und Dämpfe bei Augenentzündungen.
A.: Vier-Winde-Tee; Cephabronchin, Solan-Augentropfen.

Ginseng (Panax Ginseng)
Die Wurzel der Originalpflanze enthält hormonähnliche Stoffe, Glykoside, aetherische Öle, Panaxsäure und zahlreiche bisher noch nicht erforschte Wirksubstanzen. Wirkung allgemein tonisierend und zentral stimulierend, weitere Forschungsergebnisse stehen noch aus.
Indikationen: Erschöpfungszustände, Alterserscheinungen, Konzentrationsschwäche.
A.: Geriatric Pharmaton.

Hagebutte (Rosa canina)
Sie enthält Vitamin C in hoher Konzentration, Gerbstoffe, Fruchtsäuren, Kohlenhydrate und Pectine.
Wirkung: Förderung der Verdauung und der Harnausscheidung, abwehrsteigernd.
A.: Aktivanad.

Holunder (Sambucus nigra)
Tee (aus Blüten): Abwehr steigernd, schleimlösend; Beeren: Angezeigt bei Rheuma u. Stoffwechselkrankheiten.
A.: Grippe-Tee Stada, Sinupret.

Huflattich (Tussilago farfara)
Die Pflanze ist einer der ersten Frühjahrsblüher, Blüten und Blätter enthalten Bitterstoffe und Schleim, die bei Husten und Erkältungskrankheiten sekretlösend wirken.
A.: Bronchostat.

Johanniskraut (Hypericum perforatum)
Kraut und Blüten haben eine gerbende, antientzündliche sowie eine leicht beruhigende und Stimmung aufhellende Wirkung.
Indikationen: Vegetative Dystonie, hormonelle Störungen, v. a. im Klimakterium, Blutarmut, Rekonvaleszenz, depressive Verstimmung. Nächtliches Bettnässen der Kinder.
Äußerlich: Bei Verrenkungen, Wunden, Schwellungen.
A.: Hyperforat, Psychatrin.

Kamille (Matricaria chamomilla)
Wirksamer Bestandteil dieser wohl bekanntesten Heilpflanze ist das Azulen: Entzündungshemmung, Krampflösung. Breites Wirkungsspektrum. Verwendungsformen als Tee, Arznei, Salben, Puder, Badeextrakt.
A.: Azulon, Pyroplant, Azupanthenol, Carminativum Hetterich, Rephalysin, Kamillosan.

Knoblauch (Allium sativum)
Vitamine (A, B_1, B_2, C), Fermente und aetherische Öle regen die Verdauungsdrüsen an, wirken entgiftend und fäulniswidrig, günstig für die Darmflora, milde gallentreibend, antisklerotisch.
A.: Asgoviscum

Kümmel (Carum carvi)
hat eine beruhigende Wirkung auf den Magen und wirkt mit seinen aetherischen Ölen einer abnormen Gasbildung entgegen.
A.: Carvomin, Vier-Winde-Tee

Leinsamen (Linum usitatissimum)
Starkes Quellungsvermögen, Öl und Schleim enthaltend. Wirkung: Regt die Darmtätigkeit (Peristaltik) an, wirkt als Gleitmittel, hemmt die Fäulniserreger.
Indikationen: Magenschleimhautentzündung, Übersäuerung, Blähungen, Verstopfung.
A.: Duoventrin. Ferner als Linusit

Lindenblüten (Flores tiliae)
Als Tee: Schweißtreibend, z.B. vor der Sauna, bei Infekten, schleimlösend bei Bronchitis, beruhigend bei Krämpfen.
A.: Grippe-Tee Stada.

Löwenzahn (Taraxacum offizinale)
Wurzeln und Blätter reich an Vitaminen, Mineralien und Bitterstoffen. Im Frühjahr als Salat.
Tee: Anregung von Leber, Galle und Niere. Vorbeugend gegen Nierensteinbildung.
A.: Hepafungin. Löwenzahnpflanzensaft Kneipp.

Melisse (Melissa offizinalis)
Die beruhigende und krampflösende Wirkung ihres aetherischen Öls ist denen der Kamille und der Pfefferminze verwandt.
A.: Klosterfrau Melissengeist, Hyluval.

Mistel (Viscum album)
Über Herz und Kreislauf wirkt die Mistel blutdrucksenkend. Der Effekt soll über bestimmte Nervenrezeptoren zustande kommen. Auf den Herzmuskel wirkt sie digitalisähnlich. Die Pharmakodynamik ist noch nicht völlig geklärt.
In der Krebszusatz-Therapie ist die Mistel in Injektionsform gebräuchlich (Anthroposophische Medizin).
Örtliche Anwendung: Injektionen in die Haut (Quaddeln) in Gelenknähe bei Arthrosen der Gelenke und der Wirbelsäule.
A.: Viscum Ptk, Asgoviscum. Plenosol, Iscador, Helixor, Abnoba.

Pfefferminze (Mentha piperita)
Hauptwirkstoff Menthol: Krampflösend, galle- und harntreibend, entzündungshemmend.
Indikationen: Magen-Darm-Beschwerden, Koliken, Galle- und Leberleiden.
A.: Roha-Pfefferminztee, Solu-Vetan, Glissitol.

Rosmarin (Rosmarinus offizinalis)
Rosmarin-Kampfer ist der stark aromatische Duftstoff der Blätter: Kreislauf und Nerven anregend.
Verwendung als Tonicum und Anregungsmittel, auch im Alter (Rosmarin-Wein), als Extrakt zu erfrischenden Bädern (nicht abends zu verwenden). Einreibung bei funktionellen Herzbeschwerden.
A.: Lycoactin. Rosmarin-Tonic-Wein.

Salbei (Salvia offizinalis)
Gerb- und Bitterstoffe bedingen den herben Geschmack des Salbei-Tees, wenn er zum Spülen und Gurgeln bei Mundschleimhaut- und Halsentzündungen verwendet wird. Weitere Wirkungen: beruhigend, schweißsekretionsvermindernd.
A.: Sweatosan, Salvysat, Salviathymol, Dynexan.

Schachtelhalm s. *Zinnkraut*

Schafgarbe (Achila millefolium)
Mildes Tonikum, wirkt appetitanregend, verdauungsfördernd, krampflösend (Leber und Galle), entzündungshemmend (bei Auflagen, Umschlägen und Bädern).
A.: Salus-Gastrin-Tee. Digestivum Hetterich.

Sennesblätter (Cassia angustifolia)
sind ein kräftiges Abführmittel bei Verstopfung und sollten nur in schweren Fällen kurzfristig eingesetzt werden, wenn leichtere Mittel nicht ausreichen (s. Verdauungsorgane).
A.: Agiolax, Laxiplant.

Sonnenhut (Echinacea purpurea)
Das in der verwendeten Wurzel enthaltene Echinacin ist der Hauptwirkstoff. Wirkung: Abwehrsteigernd, entzündungshemmend.
Indikationen: Infektanfälligkeit, Abwehrschwäche, fast alle Formen von Entzündungen, auch offene Wunden (Auflagen).
A.: Myo-Echinacin, Traumeel, Esberitox.

Tausendgüldenkraut (Centaurium erythraea)
Die Bitterstoffe der Pflanze ähneln denen des Enzians. Sie vermehren die Speichel- und Magensaftproduktion.
Indikationen: Magenleiden, Sodbrennen, Gärungsdurchfälle.

Wacholder (Juniperus communis)
Seine Beeren wirken harntreibend und blutreinigend durch direkten

Einfluß auf das Nierengewebe. Spiritus juniperi zur Förderung der Durchblutung bei rheumatischen Beschwerden.
Nicht bei Nierenleiden und in der Schwangerschaft!
A.: Leukona-Stoffwechselbad.

Weißdorn (Crataegus oxyacantha)
Die Blüten werden zu einem wichtigen Herz- und Kreislaufmittel verarbeitet. Wirksam sind die darin enthaltenen Flavone. Sie fördern die Durchblutung der Herzkranzgefäße und verstärken die Wirkung der Herzglykoside Strophantin und Digitalis.
Indikationen: Hochdruck- und Altersherz, Hirngefäßdurchblutungsstörungen.
A.: Crataegutt, Cratylen, Lycoactin.
Mit Digitalis (nur auf ärztl. Anordnung): Crataelanat, Crataegital.

Wermut (Artemisia absinthium)
Der Wermut ist ein aromatisches Bittermittel, das sich bei Magen- und Gallenbeschwerden nach üppigen Mahlzeiten bewährt. Als Tee oder in Form von Wermuttropfen ist er auch ein Mittel gegen Durchfall (20–30 Tropfen) und zur Appetitanregung.
A.: Galemolan. Gastricholan.

Zinnkraut Ackerschachtelhalm (Equisetum arvense)
Die u.a. in ihm enthaltene Kieselsäure hat milde harntreibende und antientzündliche Wirkung, wirkt auch den Stoffwechsel anregend.
Indikationen: Bindegewebsschwäche, Unterschenkelgeschwüre, Unterleibserkrankungen.
A.: In verschiedenen Badeextrakten.

Abschließend möchten wir ausdrücklich darauf hinweisen, daß es sich bei den besprochenen Phytotherapeutika nur um eine ganz kleine Auswahl handelt und daß die erwähnten Fertigarzneien nur einen Bruchteil der tatsächlich vorhandenen, dieselben Wirkstoffe enthaltenden Präparate darstellen. Diese können z.B. den Präparate-Listen der Naturheilkunde entnommen werden *(Verlag f. Informationen zur Naturheilkunde, Dahlienweg 17, 7835 Tenningen).*

Physikalische Therapie, Physiotherapie

Diese umfaßt alle Maßnahmen, die den Körper durch physikalische Reize wie Licht, Luft, Wasser, Temperatur, Elektrizität usw. zur Reizbeantwortung, Re-Aktion, herausfordern.

Wirkung: Vorbeugend und heilend. Örtlich und allgemein, d. h. auf den Menschen in seiner Ganzheit.

Fließende Übergänge zwischen wissenschaftlich anerkannten und (noch) nicht anerkannten Verfahren. Sehr breites Indikationsgebiet, fundierte Kenntnis über Wirkprinzip und technische Durchführung Voraussetzung für die Verordnung.

Kurze Übersicht über die wichtigsten Verfahren der Physiotherapie:

1. Hydrotherapie
   Balneologie, Bürstenhalbbäder, Felke-Kur, Kneipptherapie, Sauna, Überwärmungsbäder
   (Bäder-Behandlung: Extrakt-, Sauerstoff-, Kohlensäure-, Darmbäder)
2. Krankengymnastik
   einschließlich Read-Vorbereitung und Chirogymnastik
3. Massagen
   Bindegewebsmassagen, Fußsohlenreflexzonenmassagen, Manuelle Lymphdrainage n. Dr. Vodder, Trockenbürsten
4. Atemtherapie
   Atemgymnastik, Inhalationen, Kopfdampfbad
5. Elektrotherapie
   (Ionomodulator, Nemectrodyn, Kurzwelle, Mikrowelle, Ultraschall)
6. Bestrahlungen
   (Ultraviolett, Infrarot, Farblicht)
7. Packungen
   Heilerde, Heubeutel, Kartoffeln, Quark
   (Eis, Fango, Moor, Paraffin)
8. Höhlentherapie
9. Klimatologie
10. Meeresheilkunde
11. Radiumemanationsbehandlung

Die allgemein üblichen Behandlungen wurden in Klammern gesetzt und nicht besonders besprochen, während die für die Naturheilverfahren besonders wichtig erscheinenden Methoden alphabetisch abgehandelt sind.

P

Phytotherapie s. *Pflanzenheilkunde*

Q

Quarkauflagen s. *Kneipptherapie*

R

Ratschow-Übungen s. *Lagerungs-Übungen*

Read – Vorbereitung auf die natürliche Geburt (s. S. 50)

Die von dem englischen Arzt Dr. *G. D. Read* eingeführte Methode besteht aus Vermittlung von Kenntnissen über den Geburtsvorgang zur Lösung von Angstvorstellungen, Erlernen gymnastischer und spezieller Atemübungen zur Erleichterung des Geburtsablaufs. Ziel: eine schmerzarme natürliche Geburt ohne technische und medikamentöse Hilfen.

Regenaplex-Therapie (n. Stahlkopf)

Die Regenatherapie sieht sich als eigenständiges Verfahren, das auf andere biologische Zusatztherapien verzichtet, diese eher ablehnt. Aus Kräuterauszügen und Mineralstoffen, wie sie auch in der Homöopathie bekannt sind, werden Komplexmittel nach einem eigenen »speziellen Prinzip« hergestellt. Sie sollen in Form einer Zellstoffwechseltherapie eine Regeneration der Zelltätigkeit bewirken.

Regeneresen s. *Zelltherapie*
Rödern s. *Mandeln absaugen*

S

Sauerstoff-Therapie

Die Anwesenheit von Sauerstoff ist Voraussetzung für die Funktionen des menschlichen Organismus. (Ohne Sauerstoff kein Leben.)

Die Versorgung des Organismus mit Sauerstoff erfolgt durch Lungenaufnahme, durch den Sauerstoff-Transport über das Blut und durch die Abgabe des Sauerstoffs an die Zelle. Sauerstoffmangel kann also die verschiedensten Ursachen haben, je nachdem, welche der Funktionen (Atmung, Gefäßsystem, Blutbeschaffenheit, Stoffwechsel usw.) gestört ist.

Sauerstoffzufuhr bei akuter Sauerstoffnot, z. B. bei Herz- und Lungenerkrankungen, Unfällen, Vergiftungen, Operationen ist seit langem in der Notfalltherapie üblich.

Die Behandlung von Sauerstoff-Mangelzuständen und ihren Folgen steht seit Jahrzehnten in der wissenschaftlichen Erforschung und Erprobung, sie hat zu folgenden therapeutischen Behandlungsmöglichkeiten geführt:

Hämatogene Oxydationstherapie HOT

Diese Therapie wurde 1925 von *Wehrli* entwickelt. Das Prinzip beruht darauf, daß UVC-Strahlen im Blutfarbstoff (Hämoglobin) eine Aktivierung des Sauerstoffs bewirken: Photobiologische Oxydation. Nach Brand[44] ist die HOT weder eine Sauerstoff- noch eine Ozontherapie, sondern es kommt durch den Sauerstoff und das dabei entstehende Ozon zu photobiologischen und photochemischen Reaktionen im Blut mit der Bildung neuer Wirkstoffe, die für die Wirkung verantwortlich sind.

- Technik: Dem Patienten werden 60–80 ccm Venenblut entnommen, das durch Natr. citric. ungerinnbar gemacht wird. In einer entsprechenden Apparatur wird dieses Blut mit Hilfe eines Ozon-Sauerstoff-Gemisches aufgeschäumt und mit einem UVC-Brenner intensiv bestrahlt, anschließend reinfundiert.
- Indikationen: Durchblutungsstörungen, niedriger Blutdruck. Auch mit Sauerstoff-Mehrschritt-Therapie zu kombinieren.

Oxyvenierungstherapie

Diese Methode wurde von *Regelsberger* entwickelt. Sie besteht aus intravenöser Injektion von Sauerstoff, 20 bis 60 ml ansteigend, in der Minute etwa 2 bis 4 Liter, kurmäßig in etwa 3 bis 4 Wochen. Die Injektion erfolgt am liegenden Patienten, der anschließend eine Stunde ruht.

- Indikationen: Zerebrale und periphere Durchblutungsstörungen, Angina pectoris, Beingeschwüre, bestimmte Bluthochdruckformen, Schlafstörungen, Lebererkrankungen, Anregung der Wasserausscheidung, Blutunterdruck, Krebszusatztherapie.

Ozontherapie

Sie wurde nach dem 2. Weltkrieg entwickelt (*Wolff*[45]) und in ihrer vielseitigen Wirksamkeit inzwischen durch zahlreiche Forschungsarbeiten bestätigt.

- Technik: Zufuhr eines Ozon-Sauerstoff-Gemisches bestimmter Konzentration in Vene, Arterie, Muskel oder unter die Haut, ferner als Klistier, als Begasung einzelner Körperteile sowie in Wasser eingeleitet zu Mundspülungen.

● Wirkprinzip: Die Sauerstoff-Komponente führt zu einer Anhebung des Sauerstoffpartialdrucks. Die Ozonkomponente führt zu verstärkter Durchblutung, »zur Zunahme der desoxigenierten Substanzen und damit zu einer deutlich vermehrten Sauerstoffabgabe an die Peripherie« (Rokitanski[46]) und einer Zunahme der Differenz zwischen arteriellem und venösem Sauerstoffpartialdruck (Sauerstoffsättigungsdifferenz). Ferner wurde eine Verbesserung der Sauerstoffaufnahme durch die Lunge durch Ozon-Behandlung nachgewiesen.

● Indikationen: Breit gefächerte Anwendungsmöglichkeiten für alle Formen von Sauerstoffmangel, zur Senkung erhöhter Blutfettwerte, Krebszusatztherapie.

K.A.:
Ärztliche Gesellschaft f. Ozontherapie e. V.
Dr. S. Rilling
Klagenfurter Straße 4
7000 Stuttgart.

Sauerstoff-Mehrschritt-Therapie

Über die gesundheitliche Bedeutung der permanenten Anhebung des arteriellen Sauerstoffdrucks (pO_2) liegen zahlreiche wissenschaftliche Arbeiten vor (*v. Ardenne*[47]). Diese Arbeiten ergeben, daß der Sauerstoffpartialdruck mit zunehmendem Alter absinkt und auch erheblichen Tagesschwankungen (nächtliches Absinken) unterliegt. Die verschiedensten Einflüsse führen zu Veränderungen des pO_2, akute und chronische Krankheiten aller Art, stark wirksame Medikamente (z.B. Chemotherapeutika), Röntgenbestrahlungen, aber auch Bewegungsmangel und nervliche und psychische Belastungen (Streß) vermindern den pO_2, während körperliche Belastung (Bewegungstraining) ihn anhebt.

Ausreichendes Bewegungstraining ist jedoch im Krankheitsfall und mit zunehmendem Alter nicht immer durchführbar. Hier bietet die von Prof. *v. Ardenne* entwickelte Methode der Sauerstoff-Mehrschritt-Therapie die Möglichkeit, den Sauerstoffpartialdruck anhaltend anzuheben sowohl zur Revitalisierung als auch zur Vorbeugung.

Die Behandlung erfolgt in mehreren Schritten:

1. Schritt: Steigerung der Sauerstoffausnutzung im Gewebe durch bestimmte Arzneien (Vitamin B_1, Vitamin C, Magnesium, durchblu-

tungsfördernde Mittel) sowie durch Kombination mit der HOT oder der Ozontherapie.
2. Schritt: Inhalation eines Sauerstoff-Luft-Gemisches (50 bis 60 % Sauerstoff) in möglichst rascher Folge, insgesamt bis zu 36 Stunden.
3. Schritt: Kreislaufanregende Maßnahmen: Bewegungstraining (Wandern, Radfahren, Gymnastik, Heimtrainer, Baligerät, Tennis usw.), Hydrotherapie (Kräuterextraktbäder, Kneipptherapie, Sauna, Schwimmen).

● Indikationen: Altersbeschwerden und zur Regeneration. Seh- und Hörstörungen, Cerebralsklerose, Konzentrationsschwäche, Schlaflosigkeit.
Durchblutungsstörungen. Herzinfarktprophylaxe und -rehabilitation, Herzrhythmusstörung, Angina pectoris, Nachbehandlung nach Schlaganfall, Schwindel, Menière-Syndrom, bestimmte Migräneformen, Raucherbein, venöse Stauungen.
Blutunterdruck und nicht fixierter Hochdruck.
Lungenfunktionsstörungen, chronische Bronchitis.
Erschöpfungssyndrom. Nach Krankheiten, Operationen, Intoxikationen, durch Streß, psychische Belastungen.
Lebererkrankungen. Hepatitis, Fettleber, chron. Lebererkrankungen.
Diabetes mellitus (als Begleittherapie).
Nierenerkrankungen (nach Intoxikation).
Bestimmte rheumatische Erkrankungen.
Blutarmut.
Allergie.
Krebszusatztherapie.
Die Bedeutung des Sauerstoffs für den Organismus erklärt die große Anwendungsbreite.

Nicht angezeigt ist die Sauerstofftherapie bei fixiertem Hochdruck, frischem Schlaganfall, Allgemeiner Krampfneigung, Hochgradiger Herzschwäche, Infektionskrankheiten, Geisteskrankheiten.

K.A.:
Ärztegesellschaft f. Sauerstoff-Mehrschritt-Therapie e. V.
Postfach 900572
8000 München 90.
Prof. Dr. M. v. Ardenne, Forschungsinstitut
Zeppelinstraße 7
DDR 8051 Dresden.

Sauna

Altes finnisches Heißluftbad, nach dem 2. Weltkrieg in Deutschland eingeführt.

● Wirkung: Erhöhung der Körpertemperatur (Überwärmung), Anregung der Schweißsekretion, Entgiftung, Entspannung, Abhärtung.

● Indikationen: Gesunderhaltung, Gefäßtraining, Abhärtung, Leistungssteigerung. Infektanfälligkeit, Blutdruck- und Kreislaufstörungen, rheumatische Erkrankungen, Asthma, Ekzem.

Auch für Kinder und in der Schwangerschaft positive Wirkungen nachgewiesen.

Nicht bei fieberhaften Erkrankungen, Entzündungen innerer Organe, Herzinsuffizienz, Gehirnanfallsleiden, fixiertem, sehr hohem Blutdruck.

● Technik: Die richtige Durchführung der Sauna ist Voraussetzung für eine gute Wirkung. Der erste Saunabesuch sollte immer mit einer genauen Einführung verbunden sein. Auch das Schwitzen kann trainiert werden, durch das obligate temp. ansteigende Fußbad, ein heißes Getränk und evtl. eine homöop. Arznei (Ferr. phosphor. D_6) vor Beginn des Bades kann die Schweißsekretion erleichtert werden. Hitzestauung ohne Schweißausbruch macht die Sauna unbekömmlich.

Weitere Einzelheiten der Durchführung sind der Tabelle zu entnehmen. (Siehe S. 154)

K.A.:
Deutscher Sauna-Bund e. V.
Kavalleriestraße 48
Postfach 5326
4800 Bielefeld.

Schröpfkopfbehandlung s. *Ausleit. Verfahren*
Schroth-Kur s. *Heildiäten*
Schroth-Skoliose-Therapie s. *Atemtherapie*

Symbiose-Lenkung

Haut und Schleimhäute des Menschen sind von einer natürlichen Mikroflora besiedelt: Lebensgemeinschaft von Mensch und Bakterien = Symbiose (*Rusch*[48]). Diese Mikroflora ist verantwortlich für die Funktionen des Immunsystems, d.h. für die Abwehrkräfte des Körpers. Ist sie intakt, sprechen wir von Eubiose, ist sie gestört, von Dysbiose (Dysbak-

So mache ich's richtig:

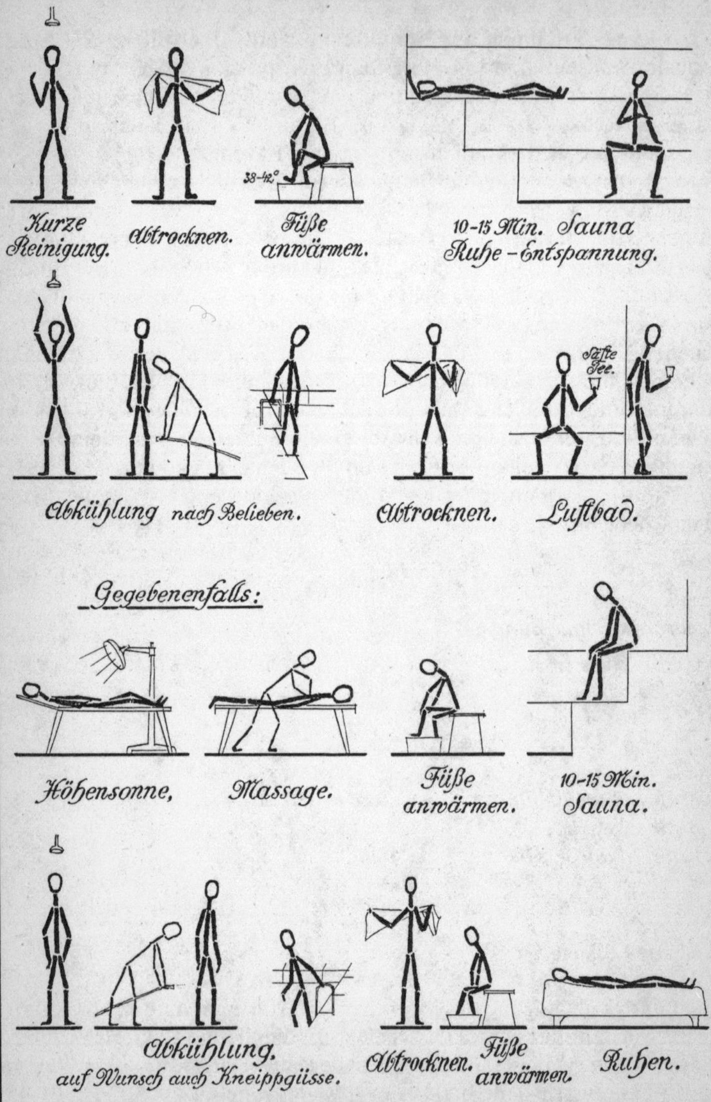

terie). Symbioselenkung ist die Behandlung der Dysbiose zur Harmonisierung der Beziehung zwischen Organismus und Mikroflora. Sie ist eine echte Basistherapie und kann mit allen Naturheilverfahren ideal kombiniert werden.

Ursachen der Dysbiose: Nahrungsmittelgifte (Chemikalien), denaturierte Nahrungsmittel, Umweltbelastung, Medikamente (v. a. Antibiotika, Chemotherapeutika, also bakterientötende Präparate), Alkoholmißbrauch u.a.m.

Folgen der Dysbiose: Verminderung der körpereigenen Abwehr durch Störung des Immunsystems, dadurch Infektanfälligkeit, chronische Erkrankungen der Atemwege, Störungen der Verdauungsfunktion, mangelhafte Entgiftung, Verminderung bakteriell gebildeter Vitamine (Vit. K), Haut- und allergische Erkrankungen, Entwicklungsstörungen bei Kindern, Erschöpfungssyndrom u.a.m. Diese Folgeerscheinungen der Dysbiose stellen zugleich die Hauptindikationen für eine entsprechende Therapie dar.

Behandlung erfolgt in drei Stufen, meist über mehrere Monate durch Einnahme bakterieller und das Schleimhautmilieu günstig beeinflussender Substanzen. Um die Abwehrmechanismen zu stimulieren, können aus den Bakterienkulturen des Patienten spezifische Antigene hergestellt werden, die in steigender Dosierung gespritzt oder in die Haut eingerieben werden.

Präparate je nach ärztlicher Verordnung: Prosymbioflor, Symbioflor I und II, Colibiogen, Omniflora, Acidophilus, Eugalan, Rephalysin, Sulfredox, Milchzucker u. a.

Während der Symbioselenkung ist besonderer Wert auf die biologische Vollwertkost zu legen, Zucker und Zuckerstoffe sowie Schweinefleisch sind streng zu meiden.

K.A.:
Arbeitskreis für Symbioselenkung e. V.
Institut für Mikroökologie
6348 Herborn.

T

Tai Ch'i Chuan

Ein etwa 1500 Jahre altes chinesisches System von Bewegungsübungen in Verbindung mit Atmung und geistiger Konzentration. Ursprünglich als Kriegskunst (Schattenboxen) entstanden, später durch die verschiedensten philosophischen und religiösen Systeme (Taoismus, Konfuzianismus, Zen-Buddhismus) beeinflußt. In der esoterischen Form sowohl philosophische und ethische als auch physikalische, biologische und psychologische Aspekte.

● Wirkung: Mobilisierung des Bewegungsapparates, Stabilisierung der Wirbelsäule, des Kreislaufs, der Atmung, des Stoffwechsels und der Organfunktionen, Aktivierung des Ch'i, der vitalen Energie (entsprechend der Auffassung der *chinesischen Medizin*). Verbesserung der Konzentration, Beruhigung der Emotionen.
● Technik: Ruhig und langsam durchgeführte, fließend ineinander übergehende Bewegungen und Schritte mit Gewichtsverlagerungen, an denen der gesamte Körper teilnimmt. Dauer eines Übungsablaufs etwa 20 bis 30 Minuten. Erlernen nur unter Anleitung eines erfahrenen Lehrers über lange Zeit.

Taulaufen s. *Kneipptherapie*
Thalassotherapie s. *Meeresheilkunde*

Thermoregulationsdiagnostik (n. *Schwamm*) (s. auch S. 105)

Der lebende menschliche Organismus zeichnet sich durch eine Infrarot-(Wärme)abstrahlung aus. Über kranken Körperzonen kann diese Abstrahlungstemperatur erhöht sein. Zur Wärmemessung dienen folgende Verfahren:
1. Infrarotfotografie durch elektronische Thermovision oder Kamerageräte (vorwiegend in Kliniken im Einsatz).
2. Die Plattenthermografie kann Hinweise in begrenzten Bezirken geben.
3. Thermometrie in Form von kontaktloser Messung der Infrarotabstrahlung oder Kontaktmessung der Hauttemperatur.

In der Ärztlichen Praxis ist vorwiegend die Thermometrie üblich. Ein »Belastungsreiz« in Form einer örtlichen Abkühlung führt zu einer Gegenreaktion, die als Thermoregulationsdiagnostik zu bestimmten Meßwerten führt.

Die Möglichkeiten des Verfahrens beruhen (n. *Rost*) in der
1. Messung der Reaktionsbereitschaft des Gewebes
2. Unterscheidung zwischen Entzündungen und Degeneration
3. Erkennung von herdabhängigen Erkrankungen
4. Beobachtung von Krankheitsverläufen
5. Beurteilung des Schweregrades einer Erkrankung

6. Voraussage über den Krankheitsverlauf
7. Beurteilung von Behandlungserfolgen
8. Überprüfbarkeit der Wirkung gefäßaktiver Substanzen
9. Diagnose arterieller Gefäßverschlüsse
10. Unterscheidung von gut- und bösartigen Prozessen

K.A.:
Deutsche Gesellschaft für Thermografie e.V.
Prof. Dr. Rost
Enno-Littmann-Straße 7
7400 Tübingen.

Thymustherapie s. *Zell-Therapie*

Trockenbürsten

Eine einfache, sehr wirkungsvolle Maßnahme zur täglichen Körperpflege.
● Wirkung: Kreislauf anregend, Durchblutung fördernd.
● Indikationen: Kreislaufstörungen, niedriger Blutdruck, Abhärtung. Zur Gesunderhaltung.
● Technik: Am besten morgens kräftiges Bürsten des Körpers (wie beim Schuheputzen hin und her), herzfern, also rechts beginnend an den Beinen einschließlich Fußsohlen, dann Arme, Rücken, Bauch, Brust.
Bürste mit Naturborsten oder Sisal-Handschuh.
Trocken bürsten, also kein Wasser erforderlich.

U

Überwärmungsbäder

Von Frau *Schlenz* entwickeltes, von *Lampert* und *Zabel* modifiziertes *Vollbad* zur Erhöhung der Körpertemperatur.
● Wirkung: Abwehrsteigerung (Blutbildveränderungen!)
● Indikationen: Krebszusatztherapie.
● Technik: Temp. ansteigendes Vollbad im Sitzen (Echi-Jap-Bad n. Zabel), im Liegen mit eingetauchtem Hinterkopf (n. Schlenz, Lampert). Ständige Messungen der Wassertemperatur und der Körpertemperatur (unter der Zunge), laufende Überwachung des Patienten erforderlich. Dauer des Bades je nach Befinden und Indikation. Medikamentöse Unterstützung z. B. durch Echinacin-Injektion vor dem Bad.
Nicht bei schweren Herz- und Kreislauferkrankungen, Lungenerkrankungen (Metastasen), Kräfteverfall (Kachexie).

Überwärmungsteilbäder

Kommen zur Anwendung bei örtlichen Entzündungen, z. B. Panaritium (Umlauf) unter laufender ärztlicher Überwachung. Temperatur muß unbedingt über 40° ansteigen, damit die Erreger abgetötet werden.

Waerlandkost s. *Heildiäten*
Waschungen s. *Kneipptherapie*
Wassertreten s. *Kneipptherapie*
Wickel s. *Kneipptherapie*
Wiedemann-Kur s. *Zell-Therapie*

Y

Yoga

Indisches, religiös-philosophisches System zur »Beherrschung« (yuj = anjochen) von Körper und Geist. Verschiedene Wege bzw. Stufen mit körperlichen und geistigen Übungen. Im Westen oft Hatha-Yoga, d. h. körperliche Übungen, isoliert gelehrt und praktiziert:

- Technik: Einnehmen von bestimmten Körper-Haltungen (asanas) mit nachfolgender Entspannung. Der Lotussitz, eine bestimmte Sitzhaltung, besonders geeignet zur Meditation.
- Wirkung: Wissenschaftlich nachgewiesen (z. B. Universität Köln) auf Atmung, Kreislauf, Stoffwechsel sowie den Bewegungsapparat. Ferner auf das Nervensystem: Beruhigung, Verbesserung der Konzentration.

Dauer der einzelnen Übungen einige Minuten, mehrere möglichst gegensätzliche Übungen sollten in einer Sitzung kombiniert werden.

Erlernen nur unter Anleitung durch einen erfahrenen Lehrer zu empfehlen.

Z

Za Zen

Übung des Stillsitzens in Versenkung – Grundübung des japanisch-buddhistischen Zen zur Selbstfindung durch rechte Haltung, rechtes Bewußtsein und rechten Atem.

Erlernen nur unter Anleitung eines erfahrenen Lehrers.

K.A.:
Existenzial-psychologische Bildungs- und Begegnungsstätte Todtmoos-Rütte
Prof. Dr. K. Graf Dürckheim, Dr. M. Hippius
7867 Todtmoos-Rütte/Schwarzwald

Zell-Therapie, Zellular-Therapie

Im Zusammenhang mit der von ihm begründeten Zellular-Therapie prägte *Niehans* den Begriff der »Revitalisierung«, die das Ziel der Zell-Therapie ist. Rietschel[49] stellte 1957 fest, »der wesentliche Erfolg der Zellulartherapie beruht auf einer Besserung des Allgemeinbefindens... Dieses Phänomen trifft immer den ganzen Organismus... und besteht schlechthin in einer Zunahme der Vitalität. Hier überschneiden sich auch Körperliches und Psychisches in auffallender Weise und sind nicht mehr trennbar.«

Kment[50] konnte in tierexperimentellen Untersuchungen das Phänomen »Revitalisierung« in Teilprozessen bestätigen: »Die Zellulartherapie ist in der Lage, durch Verbesserung elementarer Funktionen des Organismus den Allgemeinzustand günstig zu beeinflussen.«

Eine systematische Grundlagenforschung hat seit 1959 neben der Allgemeinwirkung auch die organspezifische Wirkung der Zelltherapie bewiesen (Isotopenmarkierung) sowie die Stimulierung des lymphatischen Systems.

Aus diesen Ergebnissen läßt sich die Indikation für eine Zelltherapie ableiten: (*Stein*[51])

1. Anlagebedingte Insuffizienz (Schwäche)
2. Krankheitsbedingte Leistungsschwäche
3. Altersbedingter Leistungsabfall von Organen, Organgruppen oder funktionellen Einheiten (Regelkreise).

Nach der Implantation von *Frischzellen* wurde die Herstellung von *Trockenzell-Präparaten* entwickelt, die heute vorwiegend verwendet werden.

Eine besondere Entwicklung nahm die Erforschung von *Thymusextrakten,* die das Immunsystem stimulieren. Sie spielen eine entscheidende Rolle in der Abwehr von bakteriellen und Virusinfektionen, bei rheumatischen Erkrankungen, Gelenkdegeneration sowie zur Stärkung der körpereigenen Abwehr bei Krebs.

Forschungen von Prof. *Dyckerhoff* Anfang der fünfziger Jahre ergaben, daß die Gewebsproteine in etwa ½ Jahr durch neue ersetzt werden müssen. Diese Biosynthese ist abhängig von den Ribonukleinsäuren (RNS), die den Aufbau organspezifisch steuern. Die RNS der Niere z.B. bauen Niereneiweiß auf, die des Pankreas (Bauchspeicheldrüse) Pankreaseiweiß usw.

Dyckerhoff isolierte daher aus fetalen und Jungtiergeweben Ribonukleinsäuren und führte sie als *Regeneresen* in die Therapie ein. Klinische, tierexperimentelle und Isotopenversuche bestätigen die Wirksamkeit dieser Therapie, die die Zellerneuerung unterstützt. Da die Präparate ganz eiweißarm sind, ist die Anwendung ohne Risiko.

Die *Zytoplasmatische Therapie (Theurer)* bedient sich eines besonders schonenden Verfahrens zum chemischen Aufschluß von Organsubstanzen durch Säuredampflyse getrockneter Organpulver im Vakuum. Die gut dosierbare und risikolose Behandlung mit biologischen Makromolekülen konnte durch intensive Grundlagenforschung und Objektivierung im Bereich der Veterinärmedizin wissenschaftlich untermauert werden.

Auf der Basis des Bogomoletz-Serums das über das Bindegewebe wirkte, wurden ab 1952 von Menk und Wiedemann weitere spezielle Sera für die einzelnen Organe entwickelt und in die Therapie eingeführt. Zusammen mit RNS und Procain-Vitamin-Komplexen ist diese Behandlung als *Wiedemann*-Kur bekannt.

K.A.:
Deutsche Gesellschaft für Zelltherapie e. V.
Prof. Dr. H. Hoepke
Werderplatz 8
6900 Heidelberg.

Weitere Kontakt-Adressen

Zentral-Verband der Ärzte für Naturheilverfahren e.V.
Eichelbachstraße 61
7290 Freudenstadt/Kniebis

Gesellschaft der Ärzte für Erfahrungsheilkunde
Blumenthalstraße 38–40
6900 Heidelberg 1

Bundesverband Deutscher Ärzte für Naturheilverfahren e.V.
Angerstraße 4
8000 München 40

Deutsche Gesellschaft f. Gesundheitsvorsorge e.V.
Driescher Hecke 19
5090 Leverkusen

Forschungskreis f. Geobiologie
Knechtstraße 25
6930 Eberbach/N.

Den genannten Verbänden sind zahlreiche Gesellschaften, Arbeitskreise, Forschungsgemeinschaften usw. angeschlossen.

Nachweise über den Besuch von entsprechenden Fortbildungsveranstaltungen, Seminaren, Kursen usw. sind den Ärztekammern vorzulegen für die Erlangung der Zusatzbezeichnungen, die von den Ärztekammern anerkannt werden:

Zusatzbezeichnung: *Chirotherapie*
Naturheilverfahren
Homöopathie
Physikalische Therapie

Anmerkungen

1 A. Galen, Mü.Med.Wo.schr., 1981, S. 110
2 Th. Handler, Zeitschr. f. Allgem.Med., 1/81, S. 50
3 U. Kanzow, Dt. Ärzteblatt, 19/81, S. 921
4 H. Schadewaldt, Rhein. Ärzteblatt, 8/80, S. 225
5 W. G. Dorner, Der Kassenarzt, 21/81, S. 1652
6 M. Blohmke, Erfahr. Heilkd., 1/81, S. 4
7 U. Seidler, Med. Welt-Report, 4/81, S. 27
8 P. L. Canner, Medical Tribune, 1/81, S. 22
9 H. Franski, Ärztl. Praxis, 4/81, S. 1023
10 J. E. Siegrist, Arzt u. Patient, 4/80, S. 187
11 G. Born, Mü. Med. Wo.schrift, 51/80, S. 8
12 H. Mommsen, Erf. Heilkd., 2/81, S. 87
12[a] Allerdings wird es höchste Zeit, den Forderungen des Freibg. Öko-Instituts nach einem Verbot aller gefährlichen Stoffe, die sich im Organismus anreichern, nachzukommen. Die Bundesregierung hat entsprechende Untersuchungsergebnisse bestätigt, nach denen die Muttermilch in vielen Fällen so mit Rückständen schädlicher chemischer Substanzen verseucht ist, daß sie nach den für Milch geltenden Höchstmengen für Schadstoffe nicht verkauft werden dürfte. (Rhein. Post 17.7.81, dpa)
13 E. Meier, Medical Tribune, 5/81, S. 50
14 G. Gutmann, Medical Tribune, 4/76, S. 19, S. 25
15 B. Sigrist, Ärztl. Praxis, 2/81, S. 615
16 E. D. Halhuber, Medical Tribune, 4/81, S. 24
17 M. I. Tykotschinskaja, Akup. Theorie u. Praxis, 2/73, S. 71
18 Marberger, Der Kassenarzt, 19/79, S. 512
19 A. Berkenheier, Selecta, 3/79, S. 996
20 W. Zabel, Körpereig. Abwehr gegen Krebs, Schriftenreihe Zentr. Verbd. f. Naturheilv., 64, S. 7 (zitiert nach Anm. 25)
21 E. H. Krokowski, Krebsgeschehen, 5/80, S. 119
22 D. Neumann-Haefelin, Medical Tribune, 3/81, S. 54
23 B. Hobom, Ärztliche Praxis, 5/81, S. 1667
24 kmc/mip, Der Kassenarzt, 21/81, S. 1865
25 Siegmund, Körpereig. Abwehr gegen Krebs, Schriftenreihe Zentr. Verb. f. Naturheilv., 64, S. 15
26 U. Doldt, Die Heilkunst, 1/81, S. 38
27 H. J. Illiger et al., Mü. Med. Wo., 6/81, S. 201
28 L. Weiss, Selecta, 3/81, S. 688
29 W. Zabel, Die zusätzl. Ther. d. Geschwulstkrankheiten, 1970, S. 170ff.
30 K. Windstosser, Summationsdiagnostik (s. Lit.auswahl)
31 M. Blohmke, Rheinische Post 27.2.1981
32 H. Anemüller/J. K. Ries, Stoffwechselaktive Kost, Bayr. Krebsgesellsch. e.V. (ohne Angaben)
33 W. Zabel, Die Ernährung d. Krebskranken ... (s. Lit.auswahl), S. 45
34 »Antikrebsmaschine« (Titel d. Beitrags), Medical Tribune, 4/81, S. 48
35 Illig/Aigner, Dt. Ärzteblatt, 12/80
36 M. Klieeisen/A. C. Queiroz, Therapie-Woche, 21/81, S. 3682f.

37 M. Wolf/K. Ransberger, Enzymtherapie, Wien 1970
38 H. Anemüller, Ärztliche Praxis, 6/81, S. 1842
39 L. Walb, Die Haysche Trennkost, Heidelberg 1980
40 J. Evers, Warum Evers-Diät, Heidelberg 1980
41 K.-H. Spannagel, Höhlentherapie, Internat. Sondersympos., 1979
42 O. Weineck, Moderne Medizin, 9/81, S. 702
43 R. F. Weiß, Cefra-Säule, 15/81, S. 4
44 P. Brand, Ärztezeitschr. f. Naturheil, 3/81, S. 153
45 H. Wolff, Das medizinische Ozon, Heidelberg 1979
46 Rokitanski, Kongreßbericht 2. Ozon-Therapie-Tagung, Wien 1980
47 M. Ardenne von, Die Sauerstoff-Mehrschritt-Therapie (s. Lit.auswahl)
48 V. Rusch, Dysbiosetherapie, Arbeitskreis f. Symbioselenkung e. V., Herborn 1970; Symbioselenkung, Arbeitskreis f. Symbioselenkung e. V., 1970
49 J. Stein, Erfahrung m. d. Zelltherapie, Speyer 1971, S. 3
50 Kment, Erfahrung m. d. Zelltherapie, zitiert nach J. Stein s. o., 1971, S. 4
51 J. Stein, Erfahrungshdlg., 13/75, S. 379ff.

Literatur-Auswahl

Naturheilverfahren und biologische Medizin (Allgemeines)

U. Abele/E. Stiefvater, Aschner-Fibel, Heidelberg 1980
M. v. Ardenne, Sauerstoff-Mehrschritt-Therapie, Stuttgart 1980
H. Bauer, MS-Ratgeber, Stuttgart 1979
W. Belart, Ratgeber für Rheumakranke, Lugano 1967
A. Brauchle, Handbuch der Naturheilkunde, Leipzig 1933
G. Büttner, Biologische Medizin, Heidelberg 1977
E. Deuser, Gesundheits-Fibel, Düsseldorf 1978
F. Dittmar, Gesundheit und Lebenskraft durch Zelltherapie, Heidelberg 1974
F. Dittmar, So gelingt die Heilung, Heidelberg 1980
G. Eberlein, Tägliche Gesundheits-Vorsorge – Gesundheitstips, Düsseldorf 1973
H. Haferkamp, Naturheilverfahren, Uelzen 1960
M. J. Halhuber (Hrsg.), Psychosozialer Streß und koronare Herzkrankheit, Heidelberg 1977
M. J. u. C. Halhuber, Sprechstunde: Herzinfarkt, München o. J.
K. Kötschau, Zum Aufbau einer biologischen Medizin, Stuttgart 1935
J. v. Mengershausen, Gesundheit fängt zu Hause an, Bad Homburg o. J.
K. O. Kuppe/W. Staak, Der Blutegel in der täglichen Praxis, Stuttgart 1977
A. Pischinger, Das System der Grundregulation, Heidelberg 1980
H. Schipperges, Wege zu neuer Heilkunst, Heidelberg 1978
I. Stein, Erfahrungen mit der Zelltherapie, Heidelberg 1973
H. Storck, Rheuma, Entstehung und Heilung, Sasendorf o. J.
D. Wiedemann/U. Jörgensen, Heilung durch Regeneration. Die Wiedemann-Kur, München 1978
H. H. Wolff, Das medizinische Ozon, Heidelberg 1979

Physikalische Therapie

Ärztegesellschaft für Physiotherapie. Die moderne Kneipp-Kur, Bad Wörishofen (o. J.)
H. J. Albrecht, Krankengymnastische Übungen für Patienten mit chron. Polyarthritis, Heidelberg 1980
H. J. Albrecht, Atem- und Krankengymnastik f. Bechterew-Patienten, Oberammergau 1976
J. Asdonk, Zur Theorie und Praxis der manuellen Lymphdrainage nach Dr. Vodder, Heidelberg 1971
A. Brauchle/W. Groh, Zur Geschichte der Physiotherapie, Stuttgart 1971
W. Brüggemann, »Kneipptherapie«, Heidelberg 1980
U. Derbolowsky, Richtig atmen hält dich gesund, Düsseldorf 1978
E. Deuser, Gesundheits-Fibel, Düsseldorf 1978
E. Dicke/H. Schliak/A. Wolff, Bindegewebsmassage, Stuttgart 1976
I. und W. Fritsche, Alles über Sauna-Baden, Weidach 1975
M. Heide, Die moderne Kneippkur, Stuttgart 1969
H. Helmrich, Die Bindegewebsmassage ... Nach Elisabeth Dicke, 2 Bde., Stuttgart 1978
I. Kaiser, Das große Kneipp-Buch, München 1980
»Die moderne Kneippkur«, Ratgeber f. d. Arzt, Holzmann Druck, Bad Wörishofen
S. Kneipp, Meine Wasserkur, München 1976
K. O. Kuppe, Kneipp-Kur – gestern, heute, morgen, Stuttgart 1979
W. Laabs, Atlas der Chiro-Gymnastik, Heidelberg 1963
H. Lampert, Physikalische Therapie in Forschung und Praxis, Heidelberg 1976
Lehrbuchreihe der manuellen Lymphdrainage, 3 Bde., Heidelberg 1979 f
H. Milz, Fit durch Bewegung, Bad Wörishofen 1976
I. Parow, Funktionelle Atmungstherapie, Heidelberg 1980
I. Parow, Die Heilung durch Atmung, Stuttgart 1971
H. Rössler, Gesund durch Kneipp und seine Kur, Heidelberg 1979
C. Schlafhorst/H. Andersen, Atmung und Stimme, Heidelberg 1928

Homöopathie

M. Dorcsi, Stufenplan und Ausbildung über Homöopathie, 3 Bde., Heidelberg 1979
K. H. Gebhardt, Beweisbare Homöopathie, Heidelberg 1981
S. Hahnemann, Reine Arzneimittellehre, 6 Bde., (Faksimileausgabe aus letzter Hand)
H. Imhäuser, Homöopathie in der Kinderheilkunde, Heidelberg 1979
I. T. Kent, Kent's Arzneimittelbilder, Heidelberg 1980
I. T. Kent, Repetitorium d. Homöop.-Arzneimittellehre, Stuttgart 1981
O. Leeser, Lehrbuch der Homöopathie, 4 Bde., Heidelberg 1963–1980
J. Mezger, Gesichtete homöop. Arzneimittellehre, Heidelberg 1978
E. Nash, Leitsymptome in der homöop. Therapie, Heidelberg 1979
W. Quilisch, Homöop. Differentialtherapie, Heidelberg 1980

H. Ritter, Aktuelle Homöopathie, Stuttgart 1976
H. Ritter, S. Hahnemann. Sein Leben u. Werk in neuer Sicht, Heidelberg 1974

Ernährung

H. Anemüller, Gesund leben – aber wie? Stuttgart 1979
H. Anemüller, Das Gesunddiät-System, Stuttgart 1980
Bircher-Benner, Kochbuch, Zürich o. J.
M. O. Bruker, Gesund durch richtiges Essen, Düsseldorf 1976
O. Buchinger, Roh- und vegetarische Kost als Heil- und Dauernahrung, Hannover o. J.
O. Buchinger, Das Heilfasten und seine Hilfsmethoden als biologischer Weg, Stuttgart 1981
I. Evers, Warum Evers-Diät, Heidelberg 1980
W. Kollath, Die Ordnung unserer Nahrung, Heidelberg 1980
M. L. Kreuter, Der Bio-Garten, München 1980
L. Mar, Das neue Rohkostbuch, Weil der Stadt 1973
H. Mohl/M. Inzinger/M. Richter, Iß das Richtige, München 1979
H. Mommsen, Gesunde Kinder durch lebendige Vollwertkost, Zürich 1972
H. Mommsen, Heilkunst auf neuen Wegen, Heidelberg 1981
H. Mommsen, Hilfe für das kranke Kind, Bad Homburg v. d. H. 1965
H. Mommsen, So bleibt mein Kind gesund, Heidelberg 1980
F. Moore-Lappé, Die Öko-Diät, Frankfurt a. M. 1980
E. Rauch, Diagnostik nach X. Mayr, Heidelberg 1979
E. Rauch, Die Darmreinigung nach X. Mayr, Heidelberg 1980
J. G. Schnitzer, Gesund und vital mit Schnitzer-Kost, St. Georgen/Schwarzwald (o. J.)
E. Schütterle, Medizinischer Ratgeber für Magen-Darm-Kranke, Heidelberg 1976
H. A. Staub, Alternative Landwirtschaft, Frankfurt a. M. 1980
L. Walb, Die Hay'sche Trennkost, Heidelberg 1980

Chirotherapie, Neuraltherapie, Bioelektronische Funktions-Diagnostik

O. Bergsmann, Bioelektronische Funktionsdiagnostik, Heidelberg 1979
F. Biedermann, Grundsätzliches zur Chiropraktik, Heidelberg 1976
U. Derbolowsky, Leitfaden für Chirotherapie und manuelle Medizin, Heidelberg 1980
I. P. Dosch, Wissenswertes über die Neuraltherapie nach Dr. Huncke, Heidelberg 1979
H. E. Frisch, Chirodiagnostik – Programmierte synoptische Untersuchung des Bewegungsapparats, Heidelberg 1980
D. Groß, Heilung über das Nervensystem, Stuttgart 1972
H. Jendrissek, Herdgeschehen, Diagnostische Meßmethoden und ihre Beziehung zur Regulationspathologie, Heidelberg o. J.
N. Krack, Segment-Diagnostik und Segment-Therapie, Heidelberg 1976

H. Pflaum, Praktikum der bioelektronischen Funktions- und Regulationsdiagnostik, Heidelberg 1979
M. Sachse, Manuelle Untersuchung und Mobilisationsbehandlung der Extremitäten – Gelenke, Heidelberg 1978
H. Steinrücken, Chirotherapeutisch zu beeinflussende Krankheitsbilder, Stuttgart 1980
H. D. Wolff (Hrsg.), Manuelle Medizin und ihre wissenschaftlichen Grundlagen, Heidelberg 1970
H. D. Wolff, Neurophysiologische Aspekte der manuellen Medizin, Heidelberg o. J.

Entspannungsverfahren, Geburtsvorbereitung

W. Dogs, Autogenes Training, Heidelberg 1980
K. Dürckheim, Zen und wir, Frankfurt a. M. 1974
K. Dürckheim, Meditieren wozu und wie, Freiburg/Br. 1976
K. Dürckheim, Vom doppelten Ursprung des Menschen, Freiburg/Br. 1979
G. Eberlein, Gesund durch Autogenes Training, Düsseldorf 1973
C. Halhuber, Nichtraucher-Training, Schallplatte, München o. J. (J. F. Lehmanns Verlag)
W. Kruse, Entspannung, Autogenes Training für Kinder, Köln 1975
D. Liechti-von Brasch/I. Bretscher, Gesunde Schwangerschaft – Glückliche Geburt, Zürich o. J.
W. Luthe, Autogenes Training, Stuttgart 1965
L. Petersohn, Vorbereitung auf die natürliche Geburt, Düsseldorf o. J. (Eigenverlag)
G. D. Read, Mutter werden ohne Schmerz, Hamburg 1953
K. Thomas, Meditation in Forschung und Erfahrung, Stuttgart 1973
I. H. Schultz, Das Autogene Training, Stuttgart 1976
I. H. Schultz, Übungsheft zum Autogenen Training, Stuttgart 1977
R. Yesudian/E. Haich, Yoga in den zwei Welten, Stuttgart 1977

Pflanzenheilkunde

H. Braun, Arzneipflanzenlexikon, Stuttgart 1979
E. Krug, Heilkräuter und Arzneipflanzen, Heidelberg 1980
R. F. Weiß, Lehrbuch der Phytotherapie, Stuttgart 1979

Chinesische Medizin, Akupunktur, Elektroakupunktur

An Outline of Chinese Acupuncture, Language-Press, Peking 1975
K. Beisch/D. Bloess, Ein Wirkungsnachweis homöopathischer Medikamente am Beispiel der Nosoden, Uelzen 1979
J. Bischko, Einführung in die Akupunktur, Heidelberg 1979

J. Bischko, Handbuch der Akupunktur und Aurikulotherapie, z. Forts., 1.–5. Lfg., Heidelberg
E. Finckh, Grundlagen tibetischer Heilkunde, Uelzen 1975
G. Fisch, Akupunktur, München 1976
G. Irmer/R. Voll, Chronische Appendicitis, Uelzen 1980
A. Jayasurya/F. Fernando, Principles and Practice of Scientific Acupuncture, Lake House, Sri Lanka
E. Kluger, Die traditionelle klassische Akupunktur in der täglichen Praxis, München 1979
G. König/J. Wancura, Einführung in die chinesische Ohrakupunktur, Heidelberg 1974
G. König/J. Wancura, Neue chinesische Akupunktur, Wien 1975
W. Lang, Akupunktur und Nervensystem, Heidelberg 1976
A. Lebarbier, Schule der Akupunktur, Uelzen 1978
H. Leonhardt, Grundlagen der Elektroakupunktur nach Voll, Uelzen 1977
A. Meng Chao-Lai, Die Akupunktur im China von gestern und heute, Heidelberg o. J.
N. v. Nghi, Pathogenese und Pathologie der Energetik in der chinesischen Medizin, 2 Bde., Uelzen 1974/75
N. v. Nghi, Akupunktur-Analgesie, Uelzen 1978
E. Podlesch/E. Deuker, Akupunktur in der Zahn-, Mund- und Kieferheilkunde und bei plastischen Operationen, Heidelberg 1978
M. Porkert, Die Entwicklung der Ohrakupunktur aus chinesischer Sicht, Heidelberg 1978
M. Porkert, Lehrbuch der chinesischen Diagnostik, Heidelberg 1976
M. Porkert, Klinische chinesische Pharmakologie, Heidelberg 1978
M. Porkert, Die theoretischen Grundlagen der chinesischen Medizin, Wiesbaden 1974
H. Schmidt, Akupunkturtherapie nach der chines. Typenlehre, Stuttgart 1978
W. Stiefvater, Praxis der Akupunktur, Heidelberg 1978
H. Tenk, Praktikum der chinesischen Akupunktur und Punktmassage für die Kinderheilkunde, Wien 1979
R. Voll, 20 Jahre Elektroakupunktur, Uelzen 1976
R. Voll, Kopfherde, Uelzen 1974
R. Voll, Tabelle über energetische Wechselbeziehungen, Uelzen 1978
Wen-Shan Huang, Fundamentals of Tai Chi Ch'uan, Sky Book, Hong Kong o. J.
F. Werner/R. Voll, Elektroakupunkturfibel, Uelzen 1975
M. Zeitler, Einführung in die Schädelakupunktur, Heidelberg 1978
H. Zulla, Akupunktur und Homöopathie, Heidelberg 1980
H. Zulla, Akupunktur in Einzeldarstellungen, Heidelberg 1980

Krebsgeschehen

A. Gaschler, Die parenterale Fermenttherapie maligner Tumoren, Heidelberg 1957
Issels, Mehr Heilung vom Krebs, Bad Homburg o. J.

L. Mar/H. O. Kleine/K. Windstosser, Hilfe bei Krebs durch Vollwertkost, Weil der Stadt 1980
V. Pohl, Erdstrahlen als Krankheits- und Krebserreger, München 1932
W. Zabel, Die interne Krebstherapie und die Ernährung des Krebskranken, Bircher-Benner Verlag, Zürich 1980
W. Zabel, Die zusätzliche Therapie der Geschwulstkrankheiten, Heidelberg 1970
W. Zabel, Körpereigene Abwehr gegen Krebs, Uelzen 1964
K. Windstosser, Summationsdiagnostik auf Karzinom und Präkanzerose, Heidelberg 1980

Zeitschriften (Auswahl)

Ärztezeitschrift für Naturheilverfahren, Uelzen
Akupunktur – Theorie und Praxis, Uelzen
Hippokrates, Stuttgart
Erfahrungsheilkunde, Heidelberg
Allgemeine Homöopathische Zeitung, Heidelberg
Zeitschrift für klassische Homöopathie, Heidelberg
Documenta Homeopathica, Heidelberg
Zeitschrift für angewandte Phytotherapie, München
Die Heilkunst, München
Deutsche Zeitschrift für Akupunktur, Heidelberg
Manuelle Medizin, Heidelberg
Krebsgeschehen, Heidelberg

Register